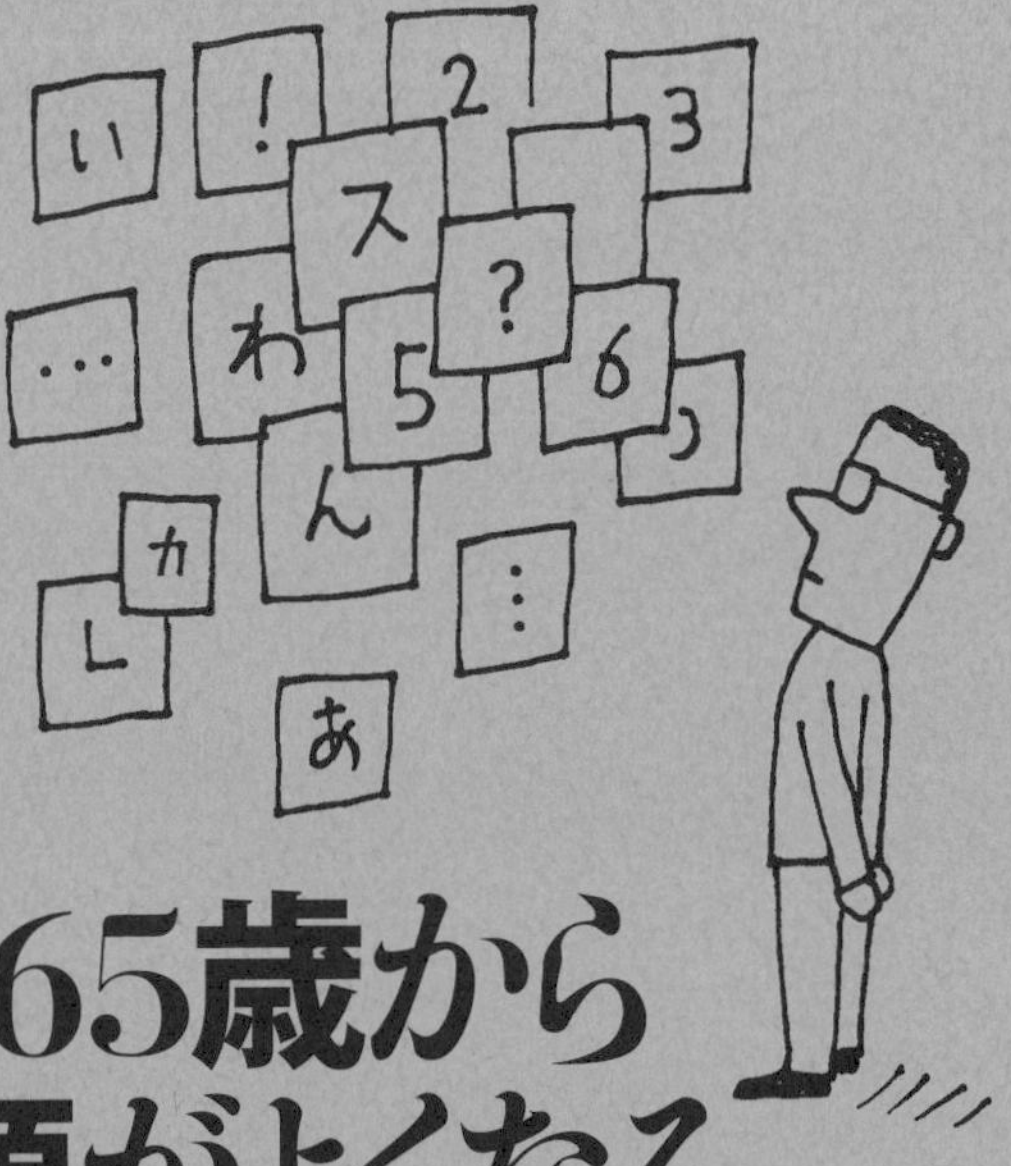

65歳から頭がよくなる言葉習慣

楽々の「メモる・言い換え・要約」のすすめ

樋口裕一
Higuchi Yuichi

さくら舎

はじめに

赤ちゃんが、いつしか言葉を覚え、一人前に生意気なことを言ったり、みんなを感心させるような立派な考えを述べるようになるのは、お母さんをはじめ、まわりの人たちが社会ぐるみで教え、お互いを磨きあうシステムがあるからです。

学校も会社も、さまざまな個人のネットワークもそれで、一人ひとりをつないでいるものが言葉です。緊張感があり、うれしさも悔《くや》しさもそこでのやりとりから生まれ、生きがいという人生の感触を味わいながら日々が過ぎていきます。

特に男性の場合、65歳というのは、このシステムから外れることを意味しています。言葉を蓄積するシステムから外れるころ、忘却がはじまります。「ほら、あれだよ、あれ」が話のなかに多くなり、本人はもどかしく、相手はじれったい。

「ナニはアレしたかな」「もうしたわよ」といった阿吽《あうん》の呼吸のボケ具合を仲間と共有していれば笑っていられますが、そううまくはいきません。

なぜボケるのか？　まあ、いろいろ理由があるでしょうが、定年退職を迎え第一の人生を終えるまでは、言葉を蓄積するシステムがあったのに、そのあとはないのです。65歳を過ぎたら裸の王様です。

この本は、退職後のシステムの構築、というと大げさにすぎますが、65歳からの有効な言葉の習慣を提案するものです。私は小論文の書き方、文章の読み方、教育のあり方について仕事をしてきましたが、そこでの知見が元になっています。

さらには私の両親の老いがあります。ぼやぼやしていると、この私も同じになってしまう。

1「メモる」言葉習慣

2「言い換える」言葉習慣

3「要約する」言葉習慣

これが私の三つの提案です。

どんなことであれ、習慣化するには最初の入り口が重要となります。簡単で面白いことがカギとなるでしょう。それをくり返しているうちに、やらないと何か気持ち悪いと感じる。さらには成果が目に見える。

そんな工夫も本書の中に仕込んでおきましたので、楽しみながら取り組んでいただけると、とてもうれしく思います。

樋口《ひぐち》裕一《ゆういち》

目次◆65歳から頭がよくなる言葉習慣

第4章　「要約する」言葉習慣を高める

飛ばし読みの能力は仮説と検証である

65歳から頭がよくなる言葉習慣

——楽々の「メモる・言い換え・要約」のすすめ

第1章　「メモる」言葉習慣をはじめる

たった1行を毎日書きつづける

「書き読み」のすすめ

思い出してください。言葉の蓄積が進んでいく人生の前半期、いつも書いていました。板書《ばんしょ》をノートに書き写す。答案、レポートを書く。鉛筆、シャープペンシルでの手書きです。教室でもそうだったし、宿題に励み、テストに備え、ラブレターを何度も書き直す自分の部屋でもそうでした。

言葉をめぐっては、ふつう「読み書き」というのですが、私はこれは順序が違うと考えています。**「書き読み」のほうが正しいと思う**のです。

読むことを中心に教えていっても、書くことは上達しません。書くことを先にして重点的に教えていくと、読む力が驚くほどつくのです。

サッカーにたとえてみるとわかります。読むということはサッカーの試合を見物することです。書くということは、ピッチでボールを蹴《け》って、敵チームのメンバーと球際《たまぎわ》を争うことです。サッカーを見る力、選手の心理、戦術の駆け引きが、より早く、より深くわかるようになるのは、どちらか？

小論文指導で、私はいつも言ってきました。

書くべきである。

書けばわかるじゃないか。

書くのと読むのは物事の表裏です。書けるようになれば、書く人の気持ちがわかり、書き方の論理がわかり、語彙《ごい》も使えるようになります。

それにそもそも本の感想文を書こうとするから、本を読み込んで、内容を深く理解できるのです。**内容までよく覚えている本は、書いて発信したことのある本**なのです。

小説のストーリーを1分あるいは2分で話ができるのは、感想文を書いたとか、レポートを書いたとか、人に説明したとか、何かしらそういう経験があるからです。読んだだけではできません。

書くという経験があれば、１年後でも話をすることができるのです。

ボケないために「書き写し」とか「写経」がすすめられたことがありましたが、その成果が見られたという話は聞きません。「書き写し」が十分でないのは、「読んだだけ」だからです。頭の中で消化していないのです。

書こうという行為があるから、いっそう読める、自分の手で書くから、頭の中でさまざまな消化のプロセスが進行していくのです。そのプロセスがあるから、記憶に刻まれるのです。

言葉の数とボケは並行関係にあります。記憶力が薄れたのが最初にわかるのは語彙です。言葉が思い出せない。逆にいえば、語彙を増やせばボケは食い止められる、そう私は考えます。

じっさい60代3、4人で昔の映画の話をしたら、「あれ、誰だっけ?」ばっかりです。

「あのきれいな女優さん、政治家と結婚した人、誰だっけ?」

「ああ、あの人ね、きれいだったなあ。おれはあこがれて、何本も映画を見たよ」

「あとで、テレビに出るようになったけど、そのころもきれいだったな。えーっと、名前はなんだっけ」

「あの女優さんだよね、あれはね、えーと、出てこないな」……。

だから「書こうじゃないか」というのが、私の第一の提案です。

１日１行でいいから、書きましょう。

自分で文章を作りましょう。

これを１年間やればすごいことになりますよ。少なくとも言葉を思い出す能力は落ちないでしょう。

１日１行なら書けるのか？

３年連用手帳とか、３年日記とか、10年日記とか、なぜか向上心がムラムラとわいてきて思わずそんなものを買ってしまったことのある人は、おわかりになるでしょう。１日１行なら書けるかというと、そういうわけにはいかないのです。

片付けをしていると、最初の１ページだけ書き込みがあるだけで、あとは真っ白という無残な日記帳やノートが出てきます。チェッ、またやってしまったか。こういうものを発掘したときの羞恥心《しゅうち》はなんともいえないものがありますね。

なぜでしょう？　不思議です。

ちょっと考えてみるとわかりますが、**書くという行為は、**お腹《なか》が空いてものを食べたくなるような自然な行為ではないのです。不自然なのです。

言い方を変えると、**負担があって苦しいことなのです。**

若いころ、手を動かして書き物をしない日がなかったのは、強制されてのことでした。先生に叱《しか》られる、お母さんにガミガミ言われる、テストの点数が悪くなる、落第する、入試に落ちる。

社会人になっての書き物は、報告書とか稟議《りんぎ》書とか、業務の計画書とか、企画書などいろいろあったでしょうが、つねに上司の目があり、人事考課があり、出世という脅迫《きょうはく》が後ろに控えていたはずです。

豪華な日記帳をうっかり買ってしまう人は、このことを忘れているのです。書けるにちがいないという思い込みには、根拠がありません。私が「1日1行書きましょう」と言うと、「そうだな、そいつはいい考えだ」とあっさり同意する人も同じです。

「なに調子のいいこと言ってるんだ。そんなこと言ったって、何を書けばいいんだ。それがいちばん問題だろう」

と眉《まゆ》に唾《つば》をつけて信用しない人が正しい。100行はできないが、1行ならできるなんてことはないのです。

書くプロはなぜ書きつづけられるのか？

言葉、文章を書くプロといって思いつくのは、まずは作家でしょう。作家でない人は、「あの人たちが書けるのは才能があるからだ」で片付けてしまいますが、本当にそうなのか？

戦後いち早く流行作家となり、晩年まで独自の世界を創りつづけた作家に中村真一郎《なかむらしんいちろう》がいます。フランス文学に造詣《ぞうけい》が深く、作家同士の交流もあって、フランスでの評価が高い人でした。

当時、わが国で忘れられ軽んじられていた日本の王朝文学の豊穣《ほうじょう》な味わいを、手を替え品を替えて紹介し、しまいには文学の世界ではそれが常識となりました。大いに文学を楽しみ、人生を楽しんだ人でした。

人となりにそれほど深入りする必要はないのですが、保護者を失って若く貧しかった学生時代、作家を志《こころざ》しました。しかし、自信がない。友だちとつれだって、尊敬していた作家、芹沢光治良《せりざわこうじろう》を訪ね「どうしたら作家になれるでしょうか」と尋ねました。芹沢はこう答えました。

「毎日、400字詰め原稿用紙5枚を書くことができれば、作家になれます。ただし、1日も欠かさずですよ」

たぶん、この先輩作家は後輩に対して、自分に課してまた実際にそうしていることを話したのでしょう。

中村真一郎と友人は、さっそくその日から試しました。友人は挫《ざ》折《せつ》し、中村は1日5枚のノルマを果たしつづけることができました。それ以来、元旦《がんたん》も机に向かい、1日5枚を実行しているとエッセイに書いています。

好きだから、勝手に筆が乗って書くのではないのです。

「書かねばならぬ」と自分に課しているから、書けるのです。

酔っ払って帰ってきた野球選手が深夜ひそかにバットの素振りをするように、「やらねばならぬ。できなければプロではない！」という決意があるからです。

締め切りの効用

もう一つ、私自身のことを考えても思いあたることがあります。

締め切りがあるからこそ書けるということです。これは、なんらかの形で文章を生業《なりわい》にしている人、すべてに共通していることでしょう。

私には、10年以上前から書きたいと思っている題材があります。私も物書きの端くれですから、あれこれの本の執筆の注文を受けますが、その題材は地味であるため、私が編集者に話してもＯＫしてくれません。

すると、10年たっても書けないんですね。

もちろん、時間を見つけて書こうとします。が、なかなか進まない。一度書いても、不満になって前に書いたところも削ってしまう。それをくり返す。いつまでたっても分量が増えません。

ところが、こんなこともありました。私はワーグナーという作曲家が大好きで、ワーグナーの曲だけでＣＤ、ＤＶＤ合わせて１０００枚以上持ってますし、ワーグナーのオペラばかりを上演するバイロイト音楽祭にも何度か行っているのですが、

「ワーグナーの代表作『ニーベルングの指環』の構造は野球のルールとそっくりだ。実はワーグナーと野球は近代精神の出発点を示すものだ」

と30年くらい前に思いついたのです。

が、そんな突拍子もないアイデアを書く場所がない。

私はこれまでクラシック音楽入門の本は何冊か書いていますが、まさかそこにこんなことを書くわけにはいかない。だから、誰も締め切りを設けてくれない。自分で面白いアイデアだと思いながら、締め切りがないと書けない。アイデアをそのまま30年ほど温めつづけていました。

そんなとき、たまたまワーグナー生誕200年の日本ワーグナー協会によるエッセイ募集があった。賞金ももらえるらしい。内容も字数も、私の書きたい内容にぴったり。

私はいちおうプロの物書きなので、入選しないと恥ずかしいな、といったことが頭をかすめましたが、ともあれ締め切りを設けることができたので、このエッセイを書くことにしました。

「野球とワーグナー」というエッセイはめでたく日本ワーグナー協会賞を獲得して、賞金を手にしました。ただ、残念ながら2名受賞でしたので、賞金は皮算用の半分でした。

もし、才能という言葉を使うとすれば、**書きつづける力**、**毎日書く力こそが才能**なのです。書くことそのものに才能があるわけではありません。訓練して、ある程度書けるようになれば、それが義務化したら、間違いなく書けるのです。

書くことは喜びであり、戦いでもある

書くということは、喜びでもあるでしょうが、猛烈なストレスとの戦いでもあるのです。このストレスはどこからくるのかといえば、脳の中の言葉のカオスからでしょう。言葉と言葉が反応して組み上がったり、反発して断ち切れたり。おそらくそんなことが際限もなく起こっているのではないか。

このこと自体が大変に神秘的で、仕方なく「才能」という言葉で逃げるのではないでしょうか。

私は、この本で「才能」という言葉を排除しようと思います。この神秘的な「言葉」というもの、「文章」というものの働きは、私もあなたも同じである。そこに着目したいのです。

では、この「神秘的な働き」を自分の中に巻き起こすにはどうしたらいいのか。それができれば、毎日１行が書けるのです。

なんだかえらく大げさな話になってきてしまって恐縮ですが、１行書くというのは、そういうものなのです。**そういうものだからこそ、「ボケ」に対抗できる**のです。

書きたいことを書くことからはじめる

ハードルはできるだけ低く

書くという行為のなかでも、先ほど挙げた中村真一郎の例のように「小説を書く」というのは難易度の高いものでしょう。脳の中の相当に広い部分をまんべんなく酷使《こくし》するような気がします。私も書くときは、頭も時間も体力もけっこう使っています。

ですから、最初から本を書こうなんて思う必要はありません。私としては、もっとハードルの低いところからはじめたい。とにかくスタートを切ることに意味があるのですからね。

決まりは一つ。書きたいことを書く

言いたくもないことをいくら書いても、面白くありません。長つづきさせて、力をつけるための**最大にして唯一《ゆいいつ》のコツ、それは楽しむこと**です。

子どものころのことを思い出してください。私と同年配の方でしたら、昆虫、プロ野球選手、恐竜、戦艦に夢中になった覚えがあるはずです。女の子たちは、お人形やお菓子に夢中でしたかね。少なくとも、周囲にそんな子どもが1人や2人はいたでしょう。

そんな子どもは、夢中になってその知識を自分のものにしたはずです。そうすることが楽しくて仕方がなかったのでしょう。そうやって知識を増やしていきました。いまの子はゲームやらテレビやらで知識をつけていくのでしょう。

「好きなことだったら、すぐに覚える」とよくいわれます。まったくそのとおりです。**「好きなことでないと、ほとんど身につかない」**といってもいいほどです。

世の中には勉強のできる人がいます。きっと、勉強が好きなんですね。勉強が好きだから勉強するんです。本当に嫌いだったら、勉強をするはずがない。

少なくとも、家の用事をしたり、身体を動かしたり、人とつるんで遊びにいったりするよりも勉強することのほうに楽しさを感じたのでしょう。先生や親に褒《ほ》められるのがうれしかったり、目標を達成するのが面白くなったりして、勉強そのものが楽しくなったのかもしれません。

いずれにしても、勉強を楽しんでるんです。そうでなきゃ、勉強するはずがありません。勉強よりも身体を動かすほうが楽しかった人は、体力を伸ばしていきます。そうやって、それぞれの得意分野を身につけたはずです。要するに、楽しいことだから、力をつけることができるのです。

ですから、**書くことを楽しんでください。**楽しんで毎日書きつけてください。

高尚なことでなくていい

では、何を書くか。

もちろん、書きたいことを書きます。

誰にでも、言いたいこと、書きたいことはあるはずです。

庭の花が咲いているのを見て、「ああ、きれいだな」と口にしたくなることもあるでしょう。孫の可愛い行動を見て、「さすが、おれの孫だ」と思うこともあるでしょう。配偶者の行動にむかっ腹を立てて、「あんたのあの行動はけしからん」と言いたいこともあるでしょう。テレビのコメンテーターの意見に対して、「あいつはなにもわかっとらん」と怒ることもあるでしょう。

そうしたことを書けばいいのです。

高尚《こうしょう》なことを書こう、今日の出来事を後に残そうなどと考えるから書けなくなるのです。

もちろん、書いたものを発信することは大事です。それについては後で述べるつもりです。が、何でもかんでも発信すればいいというものではない。発信できないようなことのほうが書くのに楽しさを感じることも多いでしょう。

日記が長つづきしないのは、書きたくもないことを書かなければならないと感じるからです。その日の出来事やその感想を書こうとすると、ほとんど同じような毎日を送って、大した感想を抱いていないわけですから、書きようがありません。だんだんと書くのがおっくうになってきて、白紙のページがつづくのです。

書きたいことを書く、言いたいことを書く、クレームをつけたいこと、楽しんだこと、面白かったことを、ほんの一言書く。それで十分なのです。

ですから、心のはけ口として１日１行メモを書くと考えたらどうでしょう。

文豪も「晴れ」の1行だけの日も

大正から昭和にかけての文豪、永井荷風《ながいかふう》の名前は多くの方がご存じでしょう。芸者や娼《しょう》婦《ふ》の世界を多く書きましたが、いまでは読まれることは少ないかもしれません。

『すみだ川』『つゆのあとさき』『濹東綺譚《ぼくとうきだん》』などは人間の心の奥を江戸情緒とともに描いた傑作です。ついでにいうと、春本として名高い『四畳半襖《ふすま》の下張《したばり》』を書いたのも間違いなく永井荷風のようですね。

その荷風の代表作の一つが、大正6（1917）年から死の前日の昭和34（1959）年まで40年以上にわたって書いた日記『断腸亭日乗《だんちょうていにちじょう》』です。軍国主義の時代、そして太平洋戦争、戦後の世相、あるいは軍部批判といったことを率直に鋭い知性で書いていることで有名です。

世間全体が狂っていた時代に、一人冷静に社会を見ていた人がいたんですね。驚きを覚えます。

ですが、そんな立派なことばかり書いているわけじゃないんです。親族とのゴタゴタを書いて不満をぶつけ、作家仲間を罵《ののし》り、印税の計算を書きつけ、遊郭《ゆうかく》での噂話を載せ、なじんだ女性を数え上げます。自由自在で書きたい放題。それが面白い。

もちろん書きたくない日もある。そんなときには、**「晴れ」などと1行ですませている日も多い。**でも、だからこそ、いきいきと時代を観察し、現代でも面白く読める日記になっているんです。

もちろん、文豪の日記を真似《まね》する必要はありません。名文である必要もありません。場合によっては、単語だけのなぐり書きメモの日もあっていいでしょう。酔っぱらって家に帰って、飲んだ酒の銘柄や一緒に飲んだ友だちの名前を書きつけるだけでも十分です。

気楽に書きたいことをメモ書きしましょう。それだけでいいのです。それだけで、間違いなく何もしなかった人に比べて、**語彙力が増し、文章構成力が維持できます。**

いえ、向上はしないにしても、維持できる、あるいは減退を遅らせることができるはずです。

大物は必ず自慢をする

それでも書けない人にすすめているのは、自慢を書くことです。

日本では自慢をしちゃいけないと教わります。人が自慢していると、いやな気分になります。誰の心の中にも自慢したい気持ちがあるのですが、嫌われることを考えてぐっと我慢しています。

どうするかというと、人が褒めてくれるのを待っている。褒められたら、「いえ、そんなたいしたことじゃないよ」などと謙遜《けんそん》しようと思っている。

が、なかなか誰も褒めてくれない。そのうちいじけてしまう。多くの人がそんな体験をしているんじゃないでしょうか。

日本人ももっとどしどしと自慢すべきだというのが、私の持論です。だってそうでしょう。心の中で自慢に思っていることがなければ、楽しく生きていけません。

こんなことをした、こんなことで成果を上げた、こんなことで評価されている、こんな立派なことをしたことがある……そんな気持ちがあるから、劣等感に苛《さいな》まれることなく生きていけるのです。

ところが、誰も褒めてくれない。だったら、自分で自慢するしかないじゃありませんか。

私の本『頭がいい人、悪い人の話し方』（PHP新書）がベストセラーになったとき、あちこちからお呼びがかかって、政財界の大物と会食をする機会が何度かありました。そこで気づいたことがあります。**大物たちは必ず自慢をする**んですね。

私は実はかなり寡黙《かもく》な人間ですから、2時間食事をすると、1時間30分くらいは相手のほうが話をしています。そして、そのうちの1時間から1時間15分くらいは自慢話なんですね。黙《だま》って聞いていると、大物はずっと自慢をしてる。

しかも、その自慢話がけっして嫌味じゃないんです。

そのなかには、総理大臣と会って話をしたことやら、巨額の利益をもたらした話やら、海外の要人とひざを突き合わせて議論した話などが入るんですが、けっこう面白く話してくれるんですね。そんな人がたくさんいる。

そこで、気づきました。ふだん、偉くなったから自慢するようになったと思われているけれど、そうじゃないんです。

この人たちは偉くなったから自慢をするようになったんじゃない。きっと元から自慢する人だったのです。**自慢する人だったから、周囲に認められて出世したんです。**

どれほど成果を上げても、きちんとアピールしなければ誰も認めてくれません。偉くなるのは、自慢するタイプの人たちなんです。逆にいえば、自慢しないタイプの人は、せっかくの成果が誰にも伝わらず、したがって誰にも評価されずに終わってしまうんです。

自慢はどしどししよう、私はそう思うようになったのでした。

頭を使って上手に自慢を書く

自慢が不愉快なのは、自慢が下手だからです。**上手に自慢すればいい。**

自慢のなかに情報を加えて、「おれはモテるんだ。こないだもこんなにモテたよ。モテたいと思ったら、○○すればいいんだ」と言えば、単なる自慢ではなくなります。あるいは、自虐《じぎゃく》を加えて、「おれ、甲子園球児だったんだ。ただ一度も試合に出なかったけどね」と言えば嫌味でなくなります。

自慢をしないで、謙虚に暮らし、自分にふさわしい地位を与えられていると思うことができず、誰も自分のことをわかってくれないと嘆《なげ》き、地位を得ている人を陰で嫉妬《しっと》し鬱々《うつうつ》と生きるよりは、アピールすべきはして、自分をわかってもらう努力をするほうがずっと健康的でしょう。自慢はそのための大事なテクニックなのです。

ですから、**自慢したいという気持ちを抑えずに、それを文に書けばいい**のです。誰にも見せないのであれば、どんな嫌味な自慢をしてもかまいません。周囲が認めてくれない自分の成果を堂々と描いてもいいのです。

ちょっと**誇張して、いかに自分が偉大な人間であるかを書く**こともできるでしょう。あるいは、実践《じっせん》練習を兼ねて、**上手に情報を加えたり、上手に自虐を加えたりして自慢を緩《かん》和《わ》する**テクニックを磨くこともできます。

なお、私は『自慢がうまい人ほど成功する』（ＰＨＰ新書）という本を出しています。まだまだ日本では自慢が悪いことと思われているようで、この本も期待ほど売れずにいるのですが、この本の中にさまざまな自慢の仕方のテクニックを示していますので、それを参考にしていただけると、うれしく存じます。

ともあれ、素直に自分が書きたいと思っていることを書いてみましょう。まずは立派な文章にすることなど考えなくてよろしい。書きたいことを書く。

ただ、書きたいことを書きたいままに書くのであれば、**ボケ防止としては**少々物足りない。内容は書きたいことでいいのですが、**表現などを少し工夫するほうが望ましい。**

そうすることによって、頭を使い、頭脳の動きを活性化し、頭がさびついてしまうのを食い止めることができると思うのです。

書くと記憶に刻まれる

これまで、「メモる」ことの働きとして、書くと脳が活性化する話をしてきました。

もう一つ、重要な働きがあります。**「書きとめる」ことは記憶と直接結びついています。**

私は以前からブログをつづけています。書くのは、ほとんどがコンサートの感想、そのほかは映画の感想と海外に出かけたときの旅行記です。

私は年間１００回くらいのコンサートやオペラ公演に行きます。ＤＶＤなどのオペラ映像も年間50本以上は見ているでしょう。映画もかなり見ます。

すると、忘れるんですよね。**聴いたばかりのコンサートを忘れる。**何年か経つと、その演奏家のコンサートに行ったかどうかも覚えていない。**心の底から感動した演奏すら忘れ**

る。映画のタイトルも忘れて、同じ映画のＤＶＤを何度も借りたり買ったりしてしまいます。

ところが、**ブログを書いていると、まず忘れることが少なくなります**。一度書いたことはけっこう覚えているものです。それに、忘れたら、ブログを見返せばいい。

それともう一つ、大事なことがあります。

昨年のことでしたか、エリアフ・インバル指揮の東京都交響楽団の演奏でベルリオーズの「幻想交響曲」を生演奏で聴きました。「幻想交響曲」は好きな曲というわけではありませんが、有名曲ですので、それなりの数のＣＤを持っていますし、実演でもときどき聴いています。

聴いているうち、「熱気のない盛り上がりだなあ」と思いました。そうこうするうち、この演奏をどこかで聴いた覚えがあるような気がしてきたのです。

そういえば、インバルの演奏だったような気がする。いまとそっくりの気持ちを抱いた。実演だったか、ＣＤだったか。

そこで思い出したんです。かなり前に、ＣＤで同じインバル指揮の「幻想交響曲」を聴いていたのです。そのとき「熱気のない盛り上がり」という表現で感想を書いていた。その後、演奏会場でまた同じ表現が浮かんできて、「あれ?」という感じになったのです。そのとき私は、**音は音として残っているのではなくて、言葉の表現で残っているの**か。そんなふうに納得しました。

自分の言葉が引き金になって思い出す

べつに難しい単語である必要はありません。なんであれ、表現する言葉として残すことが大切なのです。**表現が引き金となって、過去を思い出す**のです。

表現された言葉は、検索するためのつながりのような働きをしているのではないか。自分の頭の中に検索の鍵を残すことに意味があるのですね。**だから書くことが大切**なのです。

これは音だけではありません。香り・風味も同じなのだとソムリエの田崎真也《たさきしんや》さんも語っています。

膨大《ぼうだい》な数のすばらしいワイン。葡萄《ぶどう》の種類、葡萄のとれた年、場所、醸造家などの組み合わせで微妙な違いがあるそうですが、それを味わい分けて当てることができるのは、自分の表現で記憶しているからなのです。

田崎さんは、「言葉にして書きとめることです。そうしなけりゃ覚えない」と言っています。私のように、「いい香りがするね」だけじゃだめなんです。

自分の言葉で、「土の匂いがしてなんたらかんたら」とか、「草の香りがしてどうこう」とか「なんとかしたなんとかの葡萄」とか……。私には微妙な表現はできませんが、彼くらいになると何百通りもの表現の差異がないと味わい分けることができないのでしょう。

ワインを飲んでいるときの脳の活性について調べると、ふつうの人は右脳だけが活性化します。田崎さんは、ワインの香りを嗅《か》ぎ、口に含んで味わっているとき、右脳も左脳も活性化していることがテレビ番組の実験でわかりました。

ご存じのように、左脳は言語脳といわれるように、言葉を操るときに活性化する脳です。

言葉と味、言葉と音——もっといろいろなことも、言葉にして書けば記憶に深く残ると思います。

書くことによって出来事がはっきりする

あこがれの女性と40年ぶりの再会

私の経験をお話ししましょう。こんなことがありました。

高校生のころ、同じクラスにひそかに思いを寄せていた少女がいました。ちょっとした機会があって、その人と久しぶりに会うことになりました。40年以上の時間がたっています。2時間だけ、ホテルの喫茶室で話しました。

かつてはほっそりした清楚《せいそ》な少女だったのですが、現れたのはちょっと厚化粧の貫禄《かんろく》のある女性。話してみると、雰囲気がずいぶん違います。

昔は、いまでいう「天然」、つまりちょっとおバカさんで、言うこともすることもちょっとトンチンカン。でも、とてもかわいかった。ところが、目の前の女性は私なんぞよりよほど人生経験豊かで、話すこともしっかりしている。

2時間親しく話しているあいだ、私の心は行ったり来たりしていました。

ああ、あのころのかわいらしさはどこに行ったんだ。それに、なんだか偉そうなことばかり言う嫌味なおばさんになったものだ、とも思いました。が、昔のかわいらしいところもちらちら見えます。

いえ、熟年になった彼女も実に魅力的です。人生を知った人間でないと言えないような的確な言葉も聞かれます。私なんぞよりずっと知的です。知らない間に素敵な女性になったではないか、とも思いました。

でも、やっぱりムッとするようなことも話題に出てきます。それだけでなく、過去のあれこれのことを思い出し、相手の話したことの真意は何かと考え、そもそも彼女はなんで私に会おうと思ったんだろう。もしかしたら、高校生のころ、彼女はオレに気があったのか。いや、そんなはずはない。そんなことまで考えていました。

たった2時間の出来事ですが、そのとき私が考えたとりとめもないことを文章にまとめると、厚い本1冊以上になるでしょう。しかも、その本のテーマも方向もまったくわかりません。話し終わった時点では、まだその話がどのようなものであるか、自分でもとらえきれていません。それを文章にまとめても、まさしくとりとめもない意識の流れを書き記しただけになってしまいます。

もちろん、実際に文章にするとき、こうしたことのすべてを書くわけにはいきません。家に帰ってこの出来事を書くとすれば、そのときに考えたことのほんの一部を書くわけです。

たとえば、「かつてあこがれていた女性と2時間話した。昔のことを思い出して、とても楽しかった。とても素敵な女性になっていた」というように。

そうメモった時点で、その文章に書かれなかったさまざまな事柄は消えてしまいます。**文章に書かれることによって、それまで不確定だった出来事が一つの出来事として確定し、自分の中で事実となる**のです。

事実を確定するために書く

いま、私は40年ぶりにあこがれの女性に会うというかなりドラマティックな経験（もちろん、実際には何事も起こらずに終わりました）をお話ししましたが、多かれ少なかれ、経験を書くというのはそういうことです。

たとえば、小学生が遠足についての作文を書くとします。楽しいこと、つまらないこと、腹の立つこと、悲しいこと、ドキドキしたことなどいろいろあったことでしょう。

ですが、一つか二つのエピソードを書いて「楽しかった」とまとめると、その遠足は楽しいことになり、それが記憶に残ってしまうのです。

出来事は、そしてそれを見ている人間の気持ちは、ほとんどの場合不確定です。あいまいな思いが揺れ動いています。書くことによってそれが確定し、書かれなかったことが消え去っていきます。

逆にいえば、書くという行為は、雑然としてまとまりのない出来事や考えを整理して、事実として確定していく作業なのです。

混乱して、何が真実なのかわからないとき、書いてみるとわかります。書くことによって、「事実が確定する」わけです。

これが「書きとめる」ことが持つもう一つの働きです。

とっちらかった事態を整理しようと苦闘しているとき、頭は言葉を探します。その言葉を一つずつ手にとって点検し、本気で関与しているのがおわかりになると思います。

書いたものは「人目にさらす」

発信の魅力

いまくらい、個人で情報を発信するツールが整っている時代はなかったでしょう。ブログ以外にも、フェイスブック、ツイッター、インスタグラム、ラインといったインターネットを介して不特定多数とコミュニケーションができるSNS（ソーシャル・ネットワーキング・サービス）があります。

家族や孫とのやりとり、サークルの連絡など、メールだけでなく、なんらかの形でSNSに関わっている人も多いのではないでしょうか。なかには、ヤケだかなんだか知りませんが、「おれはアナログ人間だから」と頑固に拒否することにアイデンティティを見出している人もいるようですが。

もちろん、ネット上のコミュニケーションにはいろいろと問題があります。偽情報があり、中傷《ちゅうしょう》があり、うかつなことを書くと炎上することもあります。だから、慎重でなければならない。

が、それを差し引いても、発信できることはとてもすばらしいことです。言葉というものは、なかんずく**文章というものは、書いて自分の手元にあるだけではまだ完成していない**からです。

人が目にして、初めて完成です。知人、友人、他人が読んだとき、その文章はもう自分のものではなく、読んだ人のものになります。深読みされようと、裏読みされようと、まるっきり誤読されようと、もうその人の勝手。書き手はそれについて何も言うことはできません。

だから、反応が気になるのです。どんなに自信があっても「怖い」のです。

「面白かったよ」「よかった」という、たった一言が恵みの雨。しおれていた稲穂が立ち直ります。「伝わったかな?」「どう伝わったのかな?」という不安は、言葉、文章の本質部分なんですね。

「不安」は修羅場《しゅらば》、勝負の現場で起きるものです。

高校球児は、甲子園で成長するといいます。デビューした歌手は、ステージで観客に見られることによって磨《みが》かれるといいます。見られれば強くなる。見られればきれいになる。読まれれば、文章を書く人は、次の段階に上がれます。**観察力、表現力が磨かれ、つまりは頭がよくなります。**

見る人、見られる人は共同作業をしているのですね。

自分の文章を他人に届けよう

そういう意味で、ＳＮＳは手軽でとても有効です。

私はコンサートに行ったり、映画を見たりしたときにブログに書きつけるだけですが、私の幼馴染《おさななじ》みであり、「図解」のプロにして多摩大学副学長である久恒啓一《ひさつねけいいち》さんは毎日ブログを書きつづけ、５０００日を超えたそうです。「鉄人」衣笠祥雄《きぬがささちお》の連続試合出場みたいな話ですが、10年以上欠かさずに書いています。

数年前、久恒さんと私は同じ多摩大学のメンバーとして中国・広州《こうしゅう》の広東《カントン》財経大学を訪れたのですが、そのときは面白かった。ネットが通じないとかいって、彼がすごくあわてていたからです。ブログが更新できない。記録が途絶えてしまう。必死になっていましたね。

結局、秘書にメールで流して、それをブログにアップさせていました。広州では、メールは見られるのですが、フェイスブックやラインはブロックされ、制限されていました。うまくかいくぐって見られる方法もあるという話ですが、そのときはそんなことは知らなかった。

この間、私が桂林《けいりん》に行ったときも、やはり検索ができなかった。ヤフーは見られるのですが、グーグルは見られない。ヤフーもそこにある記事は見ることができるけれども、それ以上検索はできない。「プーさん」という言葉は検索できません。習近平《しゅうきんぺい》のあだ名だから。

ブロックされているのは、そのくらいＳＮＳには発信力、影響力があるからです。政権が怖がっているんですからね。

われわれは、大いに発信しましょう。自分の書いた文章、メッセージを他人に届けましょう。

届けなかった言葉は、まだ言葉ではありません。届けなかった文章は、まだ文章ではありません。他人の手を通じて、目を通じて、頭を通じて、完成された文章になりたがっている何か、なのです。

文章の完成とは、書き手と読み手の交わる場に、共感、感動、反発などの力が発生することだからです。

第2章　「言い換える」言葉習慣を楽しむ

フットワークよく言葉を選択する

定年後は言い換えなくなる

頭にきて喧嘩《けんか》をします。どうすれば相手が打ちのめされるか、ギャフンといわせるにはどんな悪口をいえばいいか。私たちは、子どものころからけっこう工夫したものです。

結婚して子どもが生まれれば、その子の成長具合に応じたやさしい、単純な言葉で話しかけてきたでしょう。「ほら、わんわんだよ」とか「ぶーぶーが来たよ、よけようね」とか、いわゆる幼児語から会話をはじめたはずです。

会社に入れば、上司と同僚、部下には異なる言葉遣いで対応したでしょう。夜になり、場を変えて飲み屋でくだけた雰囲気がかもし出されてくれば、またそこでは別の言い回し、口調で親しみをあらわします。

これらはすべて「言い換え」です。相手との関係につねに敏感さを失わず、たくさん用意された言葉のなかから最も適切な言い回しを口にします。

定年の年齢を迎え、組織を離れると、言い換えをしなくなります。組織内の力学やお得意様に対する緊張感から解放されて、自分中心で日々を送っていると、知らぬ間に一つの言い方に固定していきます。

言葉を忘れるという「語彙《ごい》力」の衰えは自分でもよくわかりますが、「言い換え力」の衰えは自覚しにくいものです。

言い換えをしないことは、相手に合わせない、相手に対する想像力がなくなることと同じです。悪いのは自分ではなく、相手であるという頑固な思い込みは、ボケのはじまりであり、クレーマーにも通じるところがあります。

「わかる」とは言い換えること

言葉、文章に対する読解力も、物事に対する読解力も、「言い換え力」が関わっています。**わかるとは、言い換えること**なのです。

言葉がわからないとき、辞書を引きます。いま、いい加減に辞書を開いてみますが、

「しゃし（奢侈）」の項には、「度を超えて贅沢《ぜいたく》なこと」とあります。これは言い換えです。英単語も同じです。「ｏｃｃｕｐｙ」には、「占領する」をはじめとして、同じニュアンスを持つ日本語がいくつか書かれています。これも言い換えです。

　文章を読むのも、もちろん「言い換え力」を使います。

　難しい専門書を読むとき、あるいはお役所のわかりにくい文を読むとき、誰もが頭の中でわかりやすい言葉に言い直しているはずです。

「老年者、幼年者、身体障害者又は病者を保護する責任のある者がこれらの者を遺棄《いき》し、又はその生存に必要な保護をしなかったときは、3月以上5年以下の懲役《ちょうえき》に処する」

　これは刑法の条文です。

「ふむふむ。お年寄りや子どもや身体障害のある人を保護しなくてはいけない人が、それをしなかったり、その人たちが生きるために必要なことをしなかったら、3か月から5年の間、刑務所に入るんだな」というふうに頭の中で変換しているでしょう。

　こんなふうに**頭の中で言い換えて、理解しています。それができるのが、読解力があるということです。**

　私の母親は老人ホームにお世話になっていますが、そこでのヘルパーさんとのやりとりを見ていると、優秀なヘルパーさんと、これはちょっと困るなというヘルパーさんがいます。読解力があるかどうかで、差が出てくるのです。

想像力をあれこれ働かせて、年寄りが何を求めているかを読み取る人は、老人に好かれます。老人の態度から気持ちを読み取れない人は、嫌われます。年寄りは、新米で下手なヘルパーさんだと思わず、嫌な人だ、自分に悪意を持っていると受け取ります。自分の視点一つに固定した高齢者は、好き嫌いをはっきり言います。

老人たちみんなから嫌われて、居場所がなくなっているヘルパーさんは辞めていきます。嫌われる理由がわからないで、こんなに一生懸命やっているのに、私のどこが悪いんだ、と怒りを持って去っていく感じです。

嫌われるのは、独善的になった老人の態度を観察して、求められている具体的な行為に言い換えることをしないからなのです。どっちもどっちでは、にっちもさっちもいきませんよね。

問題は「言い換え力」なのです。老人の不十分な言葉や、ちょっとした仕草、不快の表情に着目して、「こうかな」「ああかな」と想像力を働かせないと、言葉のキャッチボールができないし、老人が喜ぶ正解にたどり着けません。

言い換えは知性である

私の両親がまだ元気なころ、姪《めい》の子どもたちが九州の両親のところに遊びにきていました。母はときどき、その子たちのしゃべったことを直接話法で聞かせてくれました。「りゅうくんは、『そげなことは好かんからしとうない』ちゅうんよ」などと言います。

でも、りゅうくんが「そげなことは好かんからしとうない」などと言ったはずがないのです。その子どもたちは関西育ちなんです。きっと「そんなんおもろないやん、ボク、イヤやわ」などと言っているにちがいないのです。

ところが、それを母は、「そげなことは好かんからしとうない」ととらえて記憶している。そうしなければ記憶に残らないということでしょう。母だけでなく、人間は誰でも無意識的にそのような言い換え作業をおこなっているといって間違いないでしょう。

自分がしゃべる場合でも、最初に思いついたことをそのままでは言いません。「こんなまずいコーヒーが飲めるか」とムカッとしても、「もうちょっと味が薄いといいんですけどね」と笑顔で言い換えたりします。

知人は、2年ぶりに会った女性を一目見た瞬間、「太ったね」と言いそうになりました。

さすがにそれはまずいと思った刹那《せつな》、「きれいになったね」という言葉が口から出ていて、自分でもその危機回避のとっさの「言い換え」にびっくりしたそうです。

お付き合いの言葉というものは、こんなふうに言い換えられているのが通常ですから、まったく油断がなりません。社交上の洗練とはそういう二重底のことです。

最初に思いついた言葉をそのまま口にしないのが、社会に適応する言語操作能力だといえます。

私の指導経験からすると、勉強のできない子、国語のできない子たちは、思ったまんま、それを口にすることしかできませんでした。これ、大人にもいるかな？　いますね。

昔のことになりますが、英語の先生からこんなことを聞きました。アメリカで「勉強のできる子とできない子の家庭の違いは何か」についての調査があったそうです。何十年か前のことです。

その地域は、白人と黒人が入り交じっている地域で、「白人が知的で、黒人は知的ではない」という予測が最初に想定されていました。ところが、そうではなかった。

調査の結果わかったのは、**言葉の使い分けのできる家庭の子どもたちは知的レベルが高い**、ということでした。白人か黒人かというような人種的問題ではない。親が言葉を使い分けていたのです。目上の人に対しては尊敬語の表現、目下に対しては命令形の表現という具合に。

それだけではなく、さまざまな細かいレトリック、ニュアンスの異なる言い方もあったでしょう。それらが日常的にまわりにあふれていると、言葉は単一ではないということが、子どもにわかるのです。そして真似《まね》して豊かな表現の人間に育っていきます。

言葉は何重にもなっていて、人によって言い方を変えなければいけない。それがその家庭の文化なのです。日本語、日本文化は同様に、あるいはもっとニュアンスが豊かなのではないでしょうか。つまり「言い換え」の発達した国が日本なのです。

球種の多いピッチャーのように言葉を操る

「自分」はいくつもある

こんな風潮を感じることはありませんか？

敬語などの言葉の使い分けは、嘘《うそ》くさくて恥ずかしい。相手を見て言葉を選んでいるんだろう、それってずるい。誰に対しても同じ自分であるべきじゃないか。

人前で自分の両親を「とうちゃん、かあちゃん」という人はあまりいないと思いますが、「お父さん、お母さん」という言い方をする人が、大人でもいます。いうまでもないことですが、常識では「父が」「母が」ですね。

「自分は一つだ」「誰に対してもタメ口で話すのが、嘘がなくて人間としていいことだ」という感覚はおかしな話で、知性を否定するものです。**「相手によって言葉を変えましょ**

う」というのは、**深い文化です。**

若い者の潔癖《けっぺき》さから「自分は一つだ」を貫こうとするのでしょうが、「年寄りだろうが何だろうが関係ない」という考え方じゃダメなんです。人間は一律ではなく、対他的存在だからです。**相手によって自分をつくっているのです。**

子どもに対しては父親の役割を果たし、妻に対しては夫の役割を果たし、生徒たちに対しては先生の役割を果たします。恩師に対してはいつまでたっても生徒の役割ですし、先輩に対しては後輩の役割です。

いくつもの人間関係によって、いくつもの自分がある、ということです。その総体が「自分」で、人間関係に合わせて使い分けるのを悪とするのは愚《おろ》かなことです。

もし「自分は一つである」ということを大切にして、誰に対しても同じ態度で接したいのなら、肯定できる話し方がないこともありません。子どもに好かれ、尊敬され、主人公の少年や少女を豊かに成長させる影響力を持つ大人が登場する児童文学がいくつもありますが、その大人の話し方を真似することです。

彼、あるいは彼女は、きわめてデリケートで、子どもには対等な大人のように接し、あるいは、自分より上の優れた人物に対するように、穏やかに敬意を持った言葉遣いで話します。すべての人に対してこういう態度がとれるなら、「自分は一つ」を貫くことができるでしょう。でも、まあ無理でしょうね。

言葉の位相の海を泳ぐ

「言い換え」は「使い分け」をすることです。さまざまに言い換えることができるのは、言葉に「位相《いそう》」があるからでしょう。

位相とは、階層性のことです。上品な言い方もあれば、下品に言うこともできる。上流階級のサロン風の婉曲《えんきょく》な言い回しもあれば、長屋のおっかあの直截《ちょくせつ》な言い方もあります。職業によっても言葉は違いますし、男と女によっても異なります。子どもには子どもの言い方があります。

言葉は生き物で、つねに変化していきますから、時代が変われば表現も変わります。相手との組み合わせで、言い回しを変えるとなると、言い換えの数は増えていくでしょう。つまり、**「言い換え」というのは「社会性を獲得する」**ことなんですね。

また文化のジャンルによって、独特の「言い換え」がおこなわれます。文学なら文学的修辞というものがあるだろうし、学問ならその分野の厳密に定義された専門用語があります。職業では、ご存じのように「業界用語」があります。

どのジャンルであるにせよ、現役として「言い換えの海」を泳ぐという経験をされたのは、**生存競争の真っ只中に参加していたということ**です。そしてリタイアされたいま、あるいはこれからリタイアしようとしているいまは、「言い換え」のない穏やかな海域で、泳ぐのをやめて船に上がった状態です。

さあ、デッキでビールでも飲んでうつらうつら午睡《ごすい》するか、という気分でしょうが、私は「言い換えの海をまた泳ぎましょうよ」とおすすめしているわけです。この泳ぎは生存競争ではありませんから、楽しくやれるはずです。

なりきる

私はフランス語の本を何冊か訳していますが、**翻訳というものは「言い換え」と同じです**。ヨーロッパは階級社会なので、その階級に相当する日本語の言葉を探します。その人物風の気分になって、それを口にしてみます。

翻訳は、その人物にのりうつらないとその人の言葉は使えません。オペラ歌手がいろんな役でその人の感情を表して歌うときのように、「なりきる」のです。**「言い換え」とは**

「なりきる演技」のことです。

ちょっとやってみましょうか。

女になってみる。

できますか？　男だけれど女言葉を使う。抵抗がありますか？　抵抗なくやっている人がいます。昔、司会をやっていたころの欽ちゃん、萩本欽一《はぎもときんいち》さんは、ゲストの素人《しろうと》をリラックスさせるためでしょうか、女言葉でしゃべっていましたね。「そうじゃないわよ」とか。

あれは芸人だから、テレビの世界だから、でしょうか。あなたのまわりの現実社会でもいますよ。八百屋のおじさんとかお兄さんは、ときに、女言葉で奥さん連中に話しています。「この大根、煮るとおいしいわよ」。お惣菜《そうざい》に苦心している奥さんの立場に立っているという「言い換え」なんでしょうか。

趣味のテニスのとき、ダブルスで声を掛け合います。サーブする合図。「はい」「はい」とか言いますが、「行くわよ」「いいわよ」と言ってみるのはどうか。いったいどんな気分がするものでしょうか。

女言葉を女以上に駆使する職業がありますね。歌舞伎の女形《おやま》です。玉三郎《たまさぶろう》。型としての女を完璧《かんぺき》に演じます。

女を演じる人々はほかにもあります。噺家《はなしか》、落語家です。若手の落語家の会に行ったことがありますが、女を演じるのは難しいのです。二ツ目くらいの若手は、「女」になっていませんでした。

性を変えて生きるには、観察が不可欠なのでしょう。芸を磨かなきゃダメなんですね、遊ばなきゃ。女言葉への言い換えを意識すると、女性を見る目が変わりそうです。

武士になってみる。

一部ではやったことがあったようですが、たとえば **「そりゃよかったね」** と言う場面で、**もったいぶって「それは重畳《ちょうじょう》」** と言うとか。

最初は白けるかもしれませんが、「あの人は突然武士になっちゃう人なのよね」と噂されるまでやれば、1回くらいはぴったりはまってウケることもあるかもしれません。腰に刀を差した武士になって、背筋が伸び、心が引き締まる経験をするかもしれないし。いいんじゃないでしょうかね。

まずは常備語を覚えておいて、すっと出るように。自分の痔《じ》の具合を話すときに、「尾《び》籠《ろう》な話ながら」と前触れをするとか、「とりあえず乾杯」という代わりに「ひとつまいろう」とか、びっくりする話を聞いたとき、一呼吸おいて「これはしたり」と言うとか。

まあ、練習です。奥方がおいしいコーヒーを淹《い》れてくれたときに、「大儀《たいぎ》である」は絶対にダメだと思いますが。

こんな具合に「陛下になってみる」「３歳の子どもになってみる」「北朝鮮のアナウンサーになってみる」とか、いろいろ考えられると思います。

言葉のコントロールをよくするトレーニング

本心を推量する

ふだんの生活のなかでできる「言い換え」のトレーニングはないか？

相手の心の声を口にしてみる、なんてどうでしょうか。読解力を鍛える言い換えですね。

黙《だま》っている人も、心の中は意外と饒舌《じょうぜつ》だったりします。どんなおしゃべりさんでも、連れがいなければ電車の中では黙っています。服装は外出の目的を表現しています。視線がどこをさまよっているかもヒントになります。

楽しくしゃべっていたのに、不意に黙り込む。相手がこんな態度になったら気になります。何を考えているのだろう。自分の言った何かが気に障《さわ》ったのか。心配事を思い出させてしまったのか。

「どうしたの？ 急に黙って」

それでも口を開こうとしない。読解力の出番です。

謝っている人の心の声はどうでしょうか。

褒《ほ》めている人の心の声は？

立場を変えてみる

こんなトレーニングもあるでしょう。立場を反対側に移してみるのです。

カウンターのあっちとこっち。

サービスする人とされる人。

勝った人と負けた人。

面接する人とされる人。

騙《だま》す人と騙される人。

追い詰めた人と追い詰められた人。

セクハラする人とされる人。

反対側に移動して想像力を働かせることで、何が生まれるのか。きっと発見があるはずだし、自分というもののとらえ方が柔軟になるでしょう。

「言い換え」が活性化する場に行く

トレーニングを工夫するのもいいことですが、本筋はこれです。**旅に出る。動くことです。家に閉じこもらない。いろいろな人と話をする。**

すぐできることがあります。コミュニティセンターに行って、文化サークルや体育サークルに入る。新しい出会いが待っています。

アルバイトに出る。ボランティア活動をする。自治会活動をする。公的仕事、たとえば民生委員になるなんてどうでしょう。見えなかったことが見えてくるでしょう。

新しい勉強をはじめる。歴史の勉強をはじめる方は多いようです。郷土史。家族史。新しい人間関係のなかでの会話には、言い換えのヒントがいくらでもありそうです。面白い表現をする人、気づかなかった視点を持っている人、そんなとき、ちょっとメモしたらどうでしょう。

子犬を飼って、散歩役を引き受ける、なんてのはどうでしょう。犬を連れていると、知らない人が話しかけてきます。まして同じような小型犬同士だったりすると、立ち止まっていくらでも話がつづきます。そのうちに同じ時間帯に散歩を合わせるようになり、公園に集まって犬同士を遊ばせる小集団が成立します。

この仲間はじつに多彩で、かわいい娘さんからハツラツ奥様、最年長はわれわれ渋い老人まで、一種のコミュニティです。犬の飼い主というものは、どういうわけか多弁ですから、さまざまな位相の言葉が交わされ、まさに「言い換え」の実験場です。

「自分のネットワークを持つと若返る」「外部の集団に所属している人はボケない」といわれる所以《ゆえん》がおわかりになると思います。

今日考えたことを話す

ボケないしゃべり方があります。ということは、その裏にボケるしゃべり方があるということです。たとえば、自動的にテープが回るように同じことを、いままで何度しゃべったかもわからずにしゃべっている。

いっしょにいることの多い家族や友人とのあいだで、それが起こります。ある話題、ある単語が出ると、必ず同じことが思い出され、自動的にテープのスイッチが入ります。

「またそれかよ」

「もう100回聞いたんですけど」

頭を使った「言い換え」の「い」の字もないのです。同じことをくり返さない秘訣《ひけつ》はないのか。とりあえずは、次のように自分を戒《いまし》めることですね。

自分の知っていることをすぐに口にすべからず。昔の知識、昔のエピソードはもう何度もしゃべっている。

では、何をしゃべるのか、どんなふうにしゃべるのか？

今日考えたことをしゃべることでしょう。それなら間違いなく初めてです。

しゃべり方だって変えることができます。

疑問形でしゃべってみる。

すべてを言いつくさないで、相手に気づかせる。

教えてもらう態度でしゃべる。

これもしゃべりの「言い換え」ですね。

もっとも、こういうこともあります。同じことをしゃべるのがいいことだ。そうでなければならない。

親類一同が集まった法事の後の談笑がそれです。十年一日のごとく、昔の同じエピソードが披露《ひろう》され、同じ箇所でみんなが笑います。

お腹を空かせた誰ちゃんが目薬を全部飲んでしまったとか、誰ちゃんが肥溜《こえだ》めに落ちて全身ずぶ濡れで泣きながら帰ってきたとか、すべてみんな知っていることです。それでも同じことをしゃべります。これはそういう儀式なのです。

恋人同士のむつまじいおしゃべりなんかも、きっと同じことばかりしゃべっているんでしょうね。それもまた幸せのバロメーターです。それはそれですばらしいことです。言い換えたりしないことで幸せが成り立っているのでしょうから。

言葉の歴史を愛《め》でる楽しみを味わう

豊かな「言い換え」のバックグラウンド

私たちの使う言葉には、きれいな言葉もあれば、汚い言葉もあります。どっちもあるから豊かなのです。**生きているかぎり、いろんな言葉を使えたほうがいい**。これが私の言いたいことです。

下品な言葉も、罵《ののし》り言葉も、使えたほうがいいのです。ビートたけしはうまいですね。下品な言葉、罵り言葉には動物的、爆発的な生命力があります。それを解き放つツボをよく知っています。

その一方で、口にするのもはばかられる下品な言葉を、上品な言葉に言い換えることができたらどうでしょう？　ものすごい罵《ば》倒《とう》語も、シニカルで知的な言い方でいうことができたら？　豊かさを感じませんか？

豊かさは、上品なものだけではダメですし、きれいな言葉だけでもダメなのです。**卑猥《ひわい》と色っぽさとのあいだを、融通無碍《ゆうずうむげ》に行き来する。**この軽業《かるわざ》は、綱から落ちればそこいらの助平、エロジジイですが、うまく渡れば森繁久彌《もりしげひさや》ですね。国から勲章《くんしょう》がいただけます。

日本語は豊かです。そもそも和語（大和《やまと》言葉）も漢語もあります。厄介《やっかい》なことにというか、うれしいことにというか、重層化しているのです。さらに明治以降の外来語、カタカナ語もあります。これも豊かさの源泉となっています。それぞれがお互いに言い換えられるという関係なのです。

漢語より大和言葉がいい

私は大和言葉が好きなんです。美しい。使うと「はんなりする」というか、漢語とは全然雰囲気が違ってきます。

「難解な」という言葉は漢語です。太いゲジゲジ眉毛《まゆげ》を寄せて苦悩してるみたいですが、これを「むずかしそう」といえばどうですか？　あるいは「ややこしい」「こみ入ってる」「めんどくさそう」「もつれた糸玉？」なんて言い換えもできますね。やわらかくて、わかりやすいと思います。

新聞はやたら漢語を使いたがるので、あまり好きではありません。端的に表現できてキーワードっぽい感じがするのが長所でしょうか。「そうか、こういえば一言ですむのか」と思うことがあります。記憶に残すにはそれがいいかもしれないけれど、私は嚙《か》みくだいて理解するにはやはり和語がいいと思っています。

「募集」という漢語を考えてみましょう。和語になると「つのる」「人をあつめる」となるでしょう。「募集」だと単に人員募集とかアルバイトを募集するイメージですが、「つのる」といわれると、「つのる想い」などと連想されて、心の中にあるいろいろなものが引き出される感じがします。

和語には微妙なニュアンスを表す接頭語があります。この働きがすごい。まったく感心します。だって考えてみてください。**「ほの」という接頭語。これをつけて「ほの暗い」と言うと、暗闇が美しくなります。**

リアルになって、ある種の暗さが見えてきます。「暗い」と言うと真っ暗みたいな感じですが、「ほの」がつくと情景化されます。行灯《あんどん》か何かが出てくる。「ほの」にはそういう力があります。「ほの明かり」とか「ほの明るい」といえば、障子《しょうじ》越しの感じが出てきます。

「まどろむ」なんて言葉はとても美しく感じます。奈良の広隆寺《こうりゅうじ》や中宮寺《ちゅうぐうじ》の弥勒菩薩《みろくぼさつ》は、その姿から半跏《はんか》思惟《しい》像と呼ばれています。腰掛けに座って、足を片足だけ膝《ひざ》に載せてなにやら想いにふけっている姿。座って両足を組む坐禅《ざぜん》の姿は結跏趺坐《けっかふざ》なんていいますが、片足だけだから半跏なんですね。

　しかし、この仏様の美しさと比べて、「半跏思惟像」とは、なんという無味乾燥な表現でしょう。漢語だからです。これを和語で言い換えてみたらどうなるか。

半眼《はんがん》で片手の指を頬《ほお》に当てています。「まどろみながら足を組んでいる仏様」。ほとんどの人は、こんなふうに和語に直して理解しているのではないか。私はそう思っています。

　日本人はやっぱりなんとなく和語にするとしっくりくる。納得しやすい。少なくとも私は和語で理解しています。

「拈華《ねんげ》微笑《みしょう》」という言葉があります。微笑というより「ふくよかな笑み」といったほうが、イメージが深くなります。

和語のニュアンスを楽しむ

漢語のほうが知的レベルが高いと思われているようですが、私は実は逆だろうと思います。和語のニュアンスがわからなくなるのは残念です。

「まどろむ」「ふくよか」のようなきれいな言葉が一方にあれば、もう一方には心の闇を指し示す言葉があるはずです。

「まがまがしい」という言葉があります。「いまわしい」という言葉もあります。「おぞましい」という言葉もあります。このニュアンスの差はわかりますか？

人間関係を示す和語もあります。「とりなす」「あやなす」「おりあう」「なじむ」「よりそう」「あやかる」「あやかす」

「やるせない」「かりそめ」「かたはらいたい」なんていう微妙な感情を表す言葉もありますね。

強さに感心する言葉もあります。「したたか」「しぶとい」

逆に、ダメだなこりゃというときにはこれ。「たわいない」「たわけた」「もろい」

力強さではない美しさがいろいろあります。「しなやか」「たおやか」「なよやか」「たわやか」「かぐわしい」

基本が同じ言葉でも、「にくい」「にくったらしい」「にくいね」ではニュアンスが違ってきます。軟体《なんたい》動物みたいに細部の形が変わっていますが、硬い漢語ではこうはいきません。「憎悪」「嫌悪」「愛憎」という具合に別の単語で表現されます。

春画で和語に親しむ

大和言葉を覚えようとするなら、やはりそれを「現代語として駆使していた」昔のものを読むのが正統派です。かつてどこかでちらっと触れていたはずなのですが。たとえば「いづれのおほんときにか」だけ覚えている『源氏物語』。「ももしきやふるきのきばののぶにもなほあまりあるむかしなりけり」だけ真っ先に覚えてそれだけだった『百人一首』。

もう1回、ちらっとのぞいてみてはどうですか？

意外とアナなのは江戸の黄表紙《きびょうし》とか艶本《えんぽん》といった庶民の娯楽本かもしれません。『好色《こうしょく》一代男《いちだいおとこ》』なんていう当時の大ベストセラーはどんな筋なのか？　おかみさん、娘さん連中までが奪い合い、大笑いして読んだそうです。『東海道中膝栗毛《とうかいどうちゅうひざくりげ》』の弥次さん喜多さんは元ゲイだったという話もあるそうですね。

艶本は枕絵、春画などともいわれる、日本が誇るエロ本です。外国では「ウタマロ」なんて通称でポピュラーになっていますが、驚くべき性器の誇張表現と美しい背景が印象的です。当時流行の衣装、調度への趣味、季節情緒があふれた多色刷りの木版画で構成されています。

単純な人物設定と筋があって、やがて二人はまぐわいます。「まぐわう」のも大和言葉ですね。盛り上がったシーンでは、二人の口からほとばしるやるせない、せつない、えらく刺激的なセリフがあっちこっちに散らされて書かれています。

ヨーロッパでの大春画展が大好評のうちに終わり、先年、日本でも国内初の春画展が開かれ、大いに話題になりました。

「モザイク」なしの一般書として大手出版社から本も出ていますから、和語の収集、大和言葉に親しむという大義名分のもとに、誰に恥じることなくお読みになってはいかがでしょう。

明治の文豪を再読する

私たちの知っている明治時代の文豪たち、夏目《なつめ》漱石《そうせき》、森鷗外《もりおうがい》、樋口一葉《ひぐちいちよう》が生まれたのは江戸時代です。一葉は明治5年ですから江戸ではありませんが、雰囲気は江戸が色濃く残っている時代です。明治の文明開化で言文一致の文体が開発されましたが、一葉の『たけくらべ』は最後の和文というべき名作です。

私なんか、同じ「ひぐち」で親しみがあるし、なにより短いのがすばらしいと思います。それでみんなに『たけくらべ』をおすすめしています。ちくま日本文学全集の文庫版で、注を含めてわずか61ページなんです。

しかしながら、和文ですからやさしくはない。歯ごたえ十分です。

まず驚くのは、４ページある一章に目を通すと、「廻れば大門の見返り柳いと長けれど、」から「どこやら釈といいたげの素振りなり。」までのあいだ、47行がすべて「、」でつながって、最後の最後になってやっと「。」がくるのです。

こういうものを読むにはコツがあります。わかるまで、わかったような気がするまで、まあこの程度わかった感じがすればいいかな、と思うまで、くり返し読むのです。

この文字一字一字は、お札で知っている若いちょっときれいな近眼の女が、顔を紙にくっつけるようにして綴《つづ》ったのですよ。その同じ文字をいま、一字一字たどっているんです。これはすごく深い関係じゃないでしょうか。相手は心の中を見せ、こちらはそれを覗《のぞ》いているのですから。

そんな気分を味わっていると、「なんだ」と思うときがきます。ワンセンテンス47行の超絶技巧文ではないのです。だいたい3行くらいで実際上の「。」がきています。「、」でつないでいるけれど、文章は切れているのです。

最初から3行目に「さりとは陽気の町と住みたる人の申しき、」とありますが、ここは内容的には「。」で終わっています。そういう切れ目を見つけると、ほかの切れ目も次々にわかってくる。ここまできたら、いったん読むのはやめてしまいます。それがコツです。「わかった」というところでやめる。バッティング練習で、いいタイミングでバットがボールをとらえたところでやめるのと一緒です。

いい気分でやめる。それが長つづきするコツなのです。つづきはまたいつか読めばいいのです。いい気分でやめておけば、きっと「どれどれ」と手に取りたくなるときがきます。

それをくり返していけばいいのです。

漱石は自分より年下だ

鷗外、漱石は教科書で何かしら読んでいるはずです。鷗外なら『高瀬舟』とか『山椒大《さんしょうだ》夫《ゆう》』あるいは『舞姫』あたり。漱石なら『坊っちゃん』とか『こころ』の先生の遺書。『夢十夜』なんてのもあるかもしれない。

私は漱石が好きで、最近また読み返しました。面白かった。文体が好きです。それと、個の苦悩みたいなものもすごいなあと思います。ほんとにこいつ苦悩してるわい、って感じで、漱石って考え抜いた人なんだなあと感心します。

この歳になって読み直すと、とてつもなく頭のいい人だったということが、よくわかります。『私の個人主義』なんて、現代の問題もすべて見通しています。西洋と日本の関係というものを、ちゃんと今に通じるようなことを当時すでに考えていた。漱石ってとてつもない人ですよ。

こういう面白さがわかるのは、やっぱり自分が年をとってきたからです。重松清《しげまつきよし》が「文豪たちはほとんど自分より年下である」と言ってましたが、いまとなっては本当です。

年長者の上から目線でみたら「君、よくわかってるね」という感じ。人生経験は自分より少ないはずだし、情報量なんてたいしたことないでしょう。でもこれだけ見通していたのかというのは驚きです。

子どもに毛の生えた程度のころに小説を読むとき、人生をものすごく深く知った偉い人が、先生として教えてくれている、ありがたい、と思って読んでいたはずですが、年を経たいまは、年下の才能がある人間の書いたものとして、等身大で読めるのです。「おまえ、なかなかやるなあ」という感じです。

そんなふうに**ピンと反応した箇所を、1行書きとめたらどうでしょうか。**

抜粋したり短くまとめなおしたりして、それを置いておく。ときどき眺める。そういう箇所には、自分の考えを発展させる芽が含まれている可能性があります。この発展させた文章も一つの「言い換え」です。

面白い。身のまわりにこういう1行が増えていくと、人生がにぎわいを取り戻していくのを感じます。

第3章　「作文ゲーム」で言葉習慣を呼び戻す

短い言い換えを作文してみる

ゆっくりやれば長つづき

「能書きはよくわかった。すぐに成果が目に見える実践的楽しみに入りたい」という声が聞こえてきます。

そこでこれからレッスンをはじめます。編集部に10人の方を集めてもらいました。その方たちに私が考えた「作文ゲーム」をやってもらいます。あなたにもそれに参加していただきたいと思います。

10問のごく短い「言い換え」のゲームです。

初めの5問は、対話の言い回しです。2人の人が、あるいは複数の人々が話している、その1人のしゃべった言葉です。「日常を切り取った」といってもいいでしょう。これを別の言い方に換えてください。

後半の５問は「特殊ジャンルの文体」です。これも短い。いずれも、われわれがふだんどこかで目にするものばかりです。これを言い換えてください。

言い換える？　そうです。言葉を別のものに置き換えて、しかも内容は変わらない。さらにいえば、よりわかりやすく、親しみやすく。「なるほど、そういうことだよな」という納得感がくるように。

10人のみなさんには、一挙に解答を書いてもらいましたが、私の考えでは、１日１問。それを毎日やっていただくのがいいだろうと思います。何事もそうですが、「早いとこ、やっつけてしまえ」というやり方では楽しくありません。

ゆっくりやれば楽しくなる。これも長つづきの秘訣《ひけつ》ですね。10問なら10日で終わりか。というとそうでもない。何度も使えます。これから、「作文ゲーム」の手順をお話しします。

言い換えの手順とヒント

問題文を読みます。

（1）状況に当たりをつける

これはあるシーンの中での言葉ですから、そのシーンが見えなければなんだかさっぱりわからない。ヒントはその口調にありますね。

・どういうタイプの人がしゃべっているのか。

・相手とはどういう関係なのか。

・発話の意図は何か。

まあ、このへんのところに想像力を働かせます。電車の中とかお店の別テーブルから話が聞こえてきたときに、会話の断片から想像をたくましくしたりしますが、それですね。

（2）キーワードを探す

各設問には、特徴的な言葉が出てきます。その文章のキーワードです。キーワードをそのままにしてはダメです。これが言い換えのポイントになりますから。

（3）位相《いそう》を決める

素朴《そぼく》なやり方は、「自分の感性で言い換えてしまえ」方式。これだけだったら、設問は1回しか使えません。

「位相を変えてもいいですよ」となると、どうでしょうか。もし、男を女に変えたらどうなるか。年寄りを若者に変えたらどうなるか。時代を江戸から現代に変えたらどうなるか。上下関係を友達関係に変えたらどうなるか。

こんなふうに位相を変えてみたら、何回でも使えることになります。

（4）語彙《ごい》を探す

キーワードを言い換えてつなげれば完成です。「次の英文を日本文に直しなさい」というテストで昔やった「逐語訳《ちくご》」ですね。

（5）超訳を考える

要するに何といっているのか？ 一言でいえばどうなる？ これが超訳です。

以上が前半の5問の進め方です。

後半の5問には対話者がおりません。特徴的な文体があるだけですから、キーワードを特定して言い換えれば終わりです。ジャンル内で言い換えることもできれば、ジャンル外に引き出して言い換えることもできるでしょう。

さて、いま申し上げたことは、いったん全部忘れてください。

これからはじまることは、**テストではなく、ゲームです。正解はありません。**面白い答えがあるか。鋭い答えがあるか。堂々とした正統派か、意表をついた個性派か。それぞれの味わいがあるだけです。

とにかく、やることに意味がある。

やれば、語彙を呼び出す感度が上がります。登板した初回にポカスカ打たれても、2回からはピシャッと抑えるピッチャーのように、粗略なもの言いをして「しまった！」となっても、そのあとの修正能力が高くなるでしょう。

人の言い換えから面白く学ぶ

言い換えは作品である

それではゲームに取りかかりましょう。

設問は、「次の文を別のタイプの日本語に改めてください。意味がほぼ同じであれば、全体的に改めてもかまいません」というものです。

第1問から順番にいきますが、まずはその問題の狙いを簡単にお話ししておきます。それを頭に入れたうえで「作文ゲーム」に取り組んでください。

答えを書き終わったところで、10人のみなさんの「作文」を一挙に並べます。

「こんな言い換えがあったのか」

「これちょっと違うんじゃないの」

いろいろな感想が浮かんでくるはずです。ここで**大切なことは「合ってる」「違ってる」ではないということです。いかに味わうかです。**

正しい答えがあると思うと嫌になっちゃうでしょう。間違えたら恥ずかしいとか。そうではないのです。なんでもありで、ただ、より面白い答えがある、より鋭い答えがある、というだけ。

人によって面白さが違うのですから、みなさんの解答を味わい、自分がまたやるときの参考にしましょう。ともあれ、やってみましょう。

第1問「すっとこどっこい。てめえらの言うことなんざ、きいてられるかい」

出題の意図

はじまりはやっぱり興味を引くだろう「罵《のの》り言葉」にしました。それもふだん目に触れることの少ない江戸言葉、落語なんかに出てくるような威勢のいい町人の「罵り言葉」です。これを「現代語」に言い換えてみるのなんか、面白そうじゃありませんか。

もちろん、こんな言い換えを考えたところで、実際に使う場面に出くわすことなんてありっこありません。それでいいんです。そうやってこそ、頭が活性化するんです。この例を参考にして、テレビを見ているときなどに、ひょいと「あ、これを現代語に改めるとどうなるんだろう」と考えるくせをつけてほしいんです。

硬くならずに、でも適度に緊張して。肩の力を抜いてバッターボックスに立つ感じです。それでは紙と鉛筆を用意して、書き換え問題に集中してください。パソコンやスマホでもいいですが、入力や変換の予測機能があるのでトレーニングには向いてません。ご自分でやってみないと損ですよ。頭がよくならないんだから。

終わるまで待っています。

いかがですか？

よろしいですか？

では、書き終わったということなので、みなさんの作文をご披露します。

解答例

Aさん：まぬけ！　おまえたちの話など聞く耳を持たない。
Bさん：冗談じゃない。あなたのことは認めてませんよ。
Cさん：おとといきやがれ。
Dさん：はい。あなた達のご意見はお受けできません。
Eさん：残念ながら聞く耳をもっていません。
Fさん：馬鹿野郎。お前らの言ってることなんか、出来るわけないだろう。
Gさん：間抜け。あなたたちの言うことをききたくありません。
Hさん：君達の言うことは聞いていられない。
Iさん：問答無用だ。
Jさん：間抜けが。貴様の言うことなど聞く耳もたん。

キーワードの変換

見事にみんな違いますね。
よく工夫されています。面白い。

キーワードをこの中で選ぶとすると「すっとこどっこい」と「てめえら」と「きいてられるかい」でしょう。この3つさえうまく言い換えられれば、あとの文章はみんなつながっていくということですね。

ポイントは語彙力。ただ、その気になって思い出せば、けっこう思い出すだろうなと思います。「てめえ」というのも、「貴様」があって「おまえ」があって、と考えれば、これは山のように出てくる気がします。

「きいてられるかい」にしても、「聞いていられません」「聞く耳を持ちません」「やっていられません」とか、これも山のように出てくると思います。自分が使っている言葉だけでもたくさんあると思います。

みなさん、どういう進め方をされたかわかりませんが、**いきなり文章を作ろうとするより、類似の言葉をいくつか書き出すのがいい**でしょう。

いちばん簡単なのは一語一語、「すっとこどっこい」だったら何か、「てめえ」に当たるのは何か、「なんざ」に当たるのは何か、「きいてられるかい」に当たるやつが何か。それを書き抜いてみる。

「すっとこどっこい」という聞きなれない罵倒《ばとう》語をどう処理するかは、なかなか興味深いものを感じます。「すっとこどっこい」というのは、馬鹿囃子《ばかばやし》の囃《はや》し言葉だそうです。山車《だし》の上で太鼓、笛、鉦《かね》などで神楽《かぐら》を奏し、それを囃す陽気な罵り言葉。

罵り言葉ですぐに出てくるのは、「ばか」ですかね。そういう言葉をいくつか書いていけばいいわけです。「ばか」とか「あほ」とか「間抜け」とか。「どうしようもないやつだ」でもいいでしょう。

最初のキーワード「すっとこどっこい」をどう言い換えているかを順番に見ていきます。「まぬけ！」「冗談じゃない」「……（訳さず）」「はい」「残念ながら」「馬鹿野郎」「間抜け」「……（訳さず）」「……（訳さず）」「間抜けが」

大まかにいって、三つの言い換えの態度が見られます。「すっとこどっこい」を変換した人と、無視した人。無視した人の言い換えには影も形もありませんが、「すっとこどっこい」の言い換えには、喧嘩《けんか》の雰囲気を残している態度と冷静沈着な態度に二分されています。

「間抜け」系と「馬鹿野郎」系はカッカして喧嘩している態度ですが、「はい」「残念ながら」は、感情を抑制して冷ややかです。その中間に「冗談じゃない」という怒りを胸にして、上から相手を押さえつける態度があります。

「対決派」と「受け流し派」に分かれているといってもいいかも。「はい」「残念ながら」は明らかに受け流しています。少し相手を軽蔑《けいべつ》している感じすらあります。

「君達の言うことは聞いていられない」は、完全に「軽蔑派」です。あきれた顔でしかも声もつぶやきのように小さい。「すっとこどっこい」という罵りを取り払って、あとはそのまま素直に言い換えただけなのに。言葉を選ぶというのは、実に微妙です。

位相を変える

しゃべっている人はどういう人かを見てみましょう。江戸時代の人だろうと思われるものと、現代人だなと思われるものに分かれています。

「おとといきやがれ」は江戸の町人。はっつぁん、くまさん、下町の職人風です。

「問答無用だ」は江戸のお武家さん。まあ、明治でも平成でも漢語に親しんでいる階層なら、こうも言うでしょう。「間抜けが。貴様の言うことなど聞く耳もたん」もそれと同じ階層の匂いがする言葉遣いです。

あとはわれわれと同じ現代の人間です。

「まぬけ！　おまえたちの話など聞く耳を持たない」

「冗談じゃない。あなたのことは認めてませんよ」

「はい。あなた達のご意見はお受けできません」

「残念ながら聞く耳をもっていません」

「馬鹿野郎。お前らの言ってることなんか、出来るわけないだろう」

「間抜け。あなたたちの言うことをききたくありません」

「君達の言うことは聞いていられない」

この中に女性はいるでしょうか？

Bさんの答え「冗談じゃない。あなたのことは認めてませんよ」は、けっこう女性かもしれないですね。「冗談じゃないわ」とかにすれば明確にそうなります。「あなたのことは認めてませんよ」という女性の冷ややかな声が聞こえてきます。

「はい、あなた達のご意見はお受けできません」からも、女性の声が聞こえてきます。肝《きも》が据《す》わったキツい女ですよ、きっと。男の部下を10人ひきいる女性リーダーとか。

「残念ながら聞く耳をもっていません」も、語尾を「もっていませんの」とか「もっていませんのよ」にすればどうでしょうか。語尾が「のよ」となれば、兼高《かねたか》かおるみたいな、妖艶《ようえん》な含み笑いも聞こえてきそう。カッカしたお兄さんたちも丸め込まれちゃいそうです。

言い換えるとは、ずらすということです。そのずらし方はいろいろです。ずらすのは発話の主体と相手との関係ですね。それによって語彙が変化してきます。

「男か・女か」があります。「上か・下か」もあります。上の者・下の者ですね。「都会人・田舎者」というのもありますね。それから、年齢もあります。「若者・お年寄り」がありますね。

あとは相手ですね。相手が「目上か・目下か」、「親しいか・親しくないか」。それを合わせて頭の中に表を作って、「この言葉を、もうちょっとレベル高く言うとどうなるのかな」と考えてみる。

こんなふうに**発話者の時代、階層、性、職業、性格などを変えることが「位相を変える」**です。言い換えは、位相を変えることで、いわば無限に増殖《ぞうしょく》していきます。

超訳は一言でズバリ

そして第三の言い換えの態度が「超訳」です。キーワードの逐語《ちくご》訳は省略。**超訳は一言でズバリ**。「おとといきやがれ」と「問答無用だ」。このお二人が超訳です。前者は町人の啖呵《たんか》。後者は武士でしょう。

超訳は、この状況の推移の最後の部分、つまり極めつきの重要部分を述べています。「追い払う」効果を持つ言葉を選んでいますね。「つまりはこういうことでしょう」という大局観から言い換えに取り組んでいます。

「すっとこどっこい。てめえらの言うことなんざ、きいてられるかい」

これが、「おととといきやがれ」「問答無用だ」となるのです。こう言われたら、誰だって「おれ、追っ払われてるな」と思うでしょう。この後さらに一波乱ありそうです。

映画の字幕みたいに、1行で全部言ってみる。ふつうに日本語に訳したら2行、3行になるところを1行にしてしまうのです。

最初から超訳を思いつく人もいるかもしれないけれども、最後に超訳を試してみるのも面白いですね。**超訳はその人のセンス**ですから。

超訳を考えていると、やっぱり映画の字幕なんて本当にうまいな、と感心します。字幕のセリフが長すぎたらシーンが変わる前に読み終わらない。

日本語にしたセリフの口合わせは、字数が決まってるということです。口の動きとセリフの長さを合わせようとしてるわけですから、ものすごい技術ですね。

翻訳のテクニックには、長さもあるんだとわかります。映画をそういう目で見ていれば、また別の面白さが出てきます。

原語と日本語の両方がわかれば、翻訳の語彙の選び方の妙味も感じるでしょう。

テレビでメジャーリーグの中継を放送してますが、大谷翔平《おおたにしょうへい》さんの「二刀流」は英語で何というか。「ｔｗｏ-ｗａｙ（二方向）」です。まったく味も素っ気もない。武道とアナロジーになってない。英語でいうと、そうなっちゃうんですね。

あちらには、宮本武蔵《みやもとむさし》なんていないから。フェンシングで「二刀流」なんて見たことない。「二丁拳銃」というのはあるけれど。

余談はそのくらいにして、これがいちばんいいというのを選んでみましょうか。どれもうまいですけれど、超訳のＩさん、「問答無用だ」はどうでしょう。

第2問「おぬし、できるのう。拙者《せっしゃ》と手合わせ願おうか」

出題の意図

人称代名詞というものがあります。自分を何と呼ぶか、相手を何と呼ぶか。「ぼく、きみ」とか「おれ、おまえ」とか「うち、あんた」とか、いろいろあります。これも江戸ですが、第2問は、町人ではなく武士でいきます。

もう一つのポイントは、他動詞を自動詞的に使う用例です。「できる」とか「もってる」といいながら目的語がない。ときどき目に触れ、耳に聞くことがあるでしょう。あれです。どう訳すか。

解答例

Aさん：あなた、うまいな。私と試合してくれないか。

Bさん：あなたは強いですね。私も腕に覚えがあります。どちらが強いか試してみませんか。

Cさん：かかってこい。

Dさん：強いですね。私とも勝負して頂けますか。

Eさん：やるじゃない。私とやって（対戦して）みない。

Ｆさん：達者な方ですね。私と一勝負しませんか。
Ｇさん：あなた、腕がたちますね。私と一戦交えませんか？
Ｈさん：やりますね。次は私と勝負しましょう。
Ｉさん：できる奴とやるのが私の流儀だ。
Ｊさん：貴公、なかなかやるな。私といざ勝負しろ。

言葉に対する繊細さ

全単語キーワードです。「おぬし」「できる」「拙者」「手合わせ」「願おうか」「持ってる」という表現は、近年、スポーツの世界でよく使われているようです。サッカーの本田圭佑《ほんだけいすけ》や野球のイチローによって広まったようですね。奇跡的な活躍を見せたときなどに、「おれ、持ってるなあ」などと言います。

もちろん何か荷物を持っているわけではありません。何を持っているのか明示されませんが、「強運」「神から与えられた特別のもの」というニュアンスなんでしょう。

しかし、「何を」という目的語なしで使うわけです。時代劇で「むむ、できる」なんていうのは、その元祖ですね。本来他動詞なのに目的語が表面化しません。

「できるのう」を、みなさんどう言い換えているでしょう。

「うまい」「強い」「やる」「達者」「腕がたちますね」。みなさん、できてますね。

Jさんの「貴公、なかなかやるな。私といざ勝負しろ」の「いざ」というのは、「願おうか」というところをたぶん「いざ」にしてるんでしょうね。うまいですね。

Eさんの女言葉への言い換えは美しいですね。「やるじゃない。私とやって（対戦して）みない」。「できるのう」はたしかに女性だったら「やるじゃない」というでしょう。（対戦して）とかっこ書きしているのは、「やる」はあんまり使いたくないなという意識があるからでしょう。

「やる」という言葉は、かつては粗野で汚い言葉とされていましたけど、いまはふつうに女の人も使うようになってます。だけど、Eさんはちゃんと使い分けをしようとしてるんですね。言葉に繊細な人はやっぱり「やる」なんて言葉は使いたくない。

Gさんの「腕がたちますね」も、いいですね。「一戦交えませんか」というのもいいですね。

Iさんのは、ちょっと違うような気がします。「できる奴とやるのが私の流儀だ」って、まあそういうことなんですけれども。何か微妙に違和感を覚えます。本当に微妙な感覚なんですが、その正体はこういうことでしょう。

　これは言い換えではなくて、補足です。セリフのつづきなんです。

「おぬし、できるのう。拙者と手合わせ願おうか。できる奴とやるのが私の流儀だ」

　Bさんは丁寧に言い換えてるんですけど、どうでしょう。これは間違いじゃないし、いいんでしょうが。「あなたは強いですね。私も腕に覚えがあります。どちらが強いか試してみませんか」。うーむ、面白くはないですね。できたら、もっと縮めて、なめらかで自然であってほしい。

　短くしすぎのCさんはどうでしょうか。「かかってこい」は、まあそういうことでいいんですけれども、「おぬし、できるのう」がありません。やっぱりあったほうがいいかなと思います。一見超訳ですが、実は、次のシーンのセリフです。映像だったら、カットが変わっているでしょう。

　つい先ほど、Bさんの言い換えは手を入れる余地があるといいましたが、「腕に覚えがある」というのは上手です。どうして「うまいな」と感じるのでしょうか。

「あなたは強いですね。私も腕に覚えがあります。どちらが強いか試してみませんか」

「できるのう」には、自分に力があるからこそ、相手の力を判定できる、感知できるという含みがあります。そこをピタッと押さえているからでしょう。

それぞれうまいですね。

Fさんの「達者な方ですね」はどうか。「達者」はふつう、「元気」を指しているように思えるんですけど、これは「腕が達者」なんですね。「あなたも腕に覚えがあるんですね」ということ。

「おぬし」の言い換えを見てみましょう。

Jさんの「貴公、なかなかやるな。私といざ勝負しろ」。「おぬし」の言い換えで、「貴公」はちょっと出てこないです。たぶん、時代小説を読んでる人じゃないですかね。少なくとも、時代劇をテレビで見たりしてるかもしれない。

「拙者」は、なきゃなくてもいいんだけれども、上手く訳すと光ります。日本語は主語を省略していいですからね。書いてない人もいるけど、あとはみんな「私」です。

「貴公」と言ったんだったら、「私」じゃないでしょうね。「貴公」と言ったら、対するのは何でしょう？　「われ」「わし」ですか？　「わし」はちょっと年寄りです。時代小説だと「身共《みども》」ですかね。

この設問の状況は、武芸ととるか、ゲームととるか、スポーツととるかで、言い換えのニュアンスが変わりますが、単純な言い換えでこれだけバリエーションが出てくるのは、やっぱりとてもいいことだと思います。

では、いいなと思うものを選んでみましょう。Ｅさんの「やるじゃない。私とやって（対戦して）みない」。次点がＪさんの「貴公、なかなかやるな。私といざ勝負しろ」です。

第3問「このゲーム、ヤバいよ。チョーおもしろいんで、やったら?」

出題の意図

「ヤバい」というのをやってみたかった。二重の意味を持っています。時代とともに否定的ニュアンスから肯定的ニュアンスに変わった言葉です。それと「チョー」。若者言葉ですね。これを言い換えてみます。

若者言葉の言い換えは、日常の中にいくらでも題材が落っこちています。この問題を例にして、若者の言葉の乱れについて怒っているだけでなく、日常的にこうしたことをゲーム感覚で楽しんでみたらどうでしょう。

解答例

Aさん：このゲーム、かなり面白いので試してみてはどう？
Bさん：このゲームはとても面白いです。ぜひあなたにオススメします。
Cさん：このゲーム、大変面白いので、人生観変わると思いますので、やってみたら良いですよ？
Dさん：このゲーム、とても良く出来ているのでオススメです。
Eさん：このゲーム、すごい。絶対にやったほうがいいよ。
Fさん：すごくハマるゲームを見つけたよ。君もやってごらんよ。
Gさん：このゲーム、すごくおもしろいんでやらない？
Hさん：このゲームはおもしろいのでおススメします。
Iさん：このゲーム最高、おすすめだよ。
Jさん：このゲーム、非常に興味深い。君もやってみたらどうかね？

キーワードと同じ表現はバツ

キーワードは、「ヤバい」と「チョー」。もしくは「チョーおもしろい」で一つながりでもいいかもしれません。それと「やったら」でしょう。

週刊誌などで、間歇《かんけつ》的に「女子高生の最新流行語」なんて話題にのぼりますが、これは一般的に流通している若者言葉です。というか、もはやかなりの大人にまで広がっています。

「ヤバい」は、超絶のベストという褒《ほ》め言葉でしょう。ベストであり、エクセレント。それをどう表現するか、わかりやすく言い換えるかです。

「ヤバい」は「面白い」にしてほしくないなあ、と思います。例題の後半に「おもしろい」とありますからね。でも半分の人が「面白い」と言い換えています。

「かなり面白い」「とても面白い」「大変面白い」は普通すぎる。Aさん、Bさんはちょっとつまらない。キーワードを選んだら、その言葉は駄目ってことですから、ちょっと変えてほしいですね。

Ｉさんの「このゲーム最高、おすすめだよ」というのがいいかもしれませんね。

Eさんの「すごい。絶対にやったほうがいいよ」。これもわかりやすい。

Cさんはどうでしょう。「このゲーム、大変面白いので、人生観変わると思いますので、やってみたら良いですよ?」。長すぎるかな。でも、何か奇妙なおかしさがありますね。味があります。「良いですよ?」には笑っちゃいました。

「人生観変わると思いますので」まで書いてあるんですけど、これは若者のレトリック(表現)ですね。「人生観」「世界観」なんて大仰《おおぎょう》な言葉は、ふつうの大人は恥ずかしくて使いにくいものです。

が、たとえばアーティスト(この言葉もふつうの大人は「歌手」です)がよく言います。「編曲を頼まれたから、私の世界観を求められたと思ってストレートに出したら、違うというんですね」というような使い方です。「私の世界に変えていいと思ったので」という意味ですね。

この場合の「人生観変わる」は「人生が変わる」と同じでしょうか。「世界」とか「人生」という表現にリアル感がなくなっているのでしょう。ピンとこない。それで、香辛料として「観」が振りかけてあります。

Fさんは「すごくハマる」と書いてますが、まあそういうことです。たしかに「見つけたよ」ということですね。いい感じですね。「すごくハマるゲームを見つけたよ。君もやってごらんよ」

では選びましょうか。

素直なきれいさのIさんでしょうか。「このゲーム最高、おすすめだよ」

Eさん、Fさんが次点。「このゲーム、すごい。絶対にやったほうがいいよ」と「すごくハマるゲームを見つけたよ。君もやってごらんよ」ですね。

第４問「あの人、イケメンのくせに物欲しげな目つきしてるじゃない？　きもいよね」

出題の意図

これも若者言葉、略し言葉です。「イケメン」。それと「きもい」というマイナス言葉をどう言い換えるか。言い換えのむずかしそうな「物欲しげな目つき」もキーワードです。しかも、この文は発している人に悪意がある。それだけでなく、エロというなかなかに微妙な問題もからんでいます。そうしたところをどう伝えるかも大事なポイントです。

解答例

Aさん：あの人かっこいいけど、女に飢えてる感じで気持ち悪い。
Bさん：あの男の人、整った顔立ちに似合わず、目がギラギラしてるね。うす気味悪いね。
Cさん：あのハンサムは貧乏人の目つきしていると思いませんか？　いやですね。
Dさん：あの人かっこいいけど、ずーっとこっち見てて感じ悪い。
Eさん：あの人、カッコいいのに品性がない。いやらしい感じ。
Fさん：彼、顔はいいのに、スケベそう。近寄りたくないね。
Gさん：あの人、格好いいのにやりたそうな目つきしてる。きもちわるい。
Hさん：彼は二枚目なのに目つきがちょっと気持ち悪いよね。
Iさん：いい男だけど感じが悪いね。

Ｊさん：なし

個性が出る性的な表現

キーワード「イケメン」は、みなさん軽くクリアしています。「かっこいい」「整った顔立ち」「ハンサム」「顔はいい」「二枚目」「いい男」。けっこう出ています。ふだん使ってるんでしょうね。

難しいキーワードは、「物欲しげな目つき」でしょう。

単刀直入なのはＡさん。「女に飢えてる感じ」。

Ｆさんは「スケベそう」。

Ｇさんは「やりたそうな目つき」。

みなさん、容赦《ようしゃ》がありません。

Ｉさんの「感じが悪い」はどうでしょうか。この３人に言わせたら、「弱すぎる！　こんなやつには遠慮しないでいいのよ」という声が揃《そろ》いそうです。

Ｃさんの「貧乏人の目つき」ではないでしょうね。辞書的には「物欲しそう」は「物が欲しそう」ですから、間違いではありません。ただこのケースでは誤読です。Ｃさんがカマトトでなければですが。

Bさんは、長いですね。「あの男の人、整った顔立ちに似合わず、目がギラギラしてるね。うす気味悪いね」。律儀な性格なのかな。毎回すみずみまできっちり押さえて、長くて説明的です。「目がギラギラ」、ギラギラするでは範囲が広いので、もっとストレートに、性的ニュアンスを出したほうがいいでしょう。たとえば「女を見る目がギラギラしてるね」とか。

Dさんがすごく踏み込んで書いてて、衝撃的。「あの人かっこいいけど、ずーっとこっち見てて感じ悪い」。自分の体験を重ね合わせてるんですね。あたしを見てて気持ち悪い、いやらしい。「物欲しげな目つき」という形容が、突然シーンとなって目の前に出現する衝撃。こういう言い換えは、男には絶対できないでしょう。技能賞ものです。

「物欲しげ」というのは、要するに誰彼構わずなんですね。「やりたそう」は誰彼構わずじゃないかもしれない。「女に飢えてる」とか「スケベそう」というのは誰彼構わずですね。なかなか微妙です。

Eさんの「品性がない」というのはどうでしょうか。「あの人、カッコいいのに品性がない。いやらしい感じ」。「やりたそう」も「スケベそう」も「女に飢えてる」も承知しているけれど、口にするのをはばかった、のかもしれません。

キーワード「きもい」を、どう言い換えているか見てみましょう。「気持ち悪い」「うす気味悪い」「感じ悪い」「いやですね」「いやらしい」。みんな、それなりにいいですね。

Ａさんから G さんまで、ちゃんと「きもいよね」というのを入れています。Ｈさんも「気持ち悪いよね」です。Ｉさんの「感じが悪いね」は、感じの悪さの内容を示していません。もっとはっきり言うことですね。

では、優秀作品を選んでみましょう。Ａさん。「あの人かっこいいけど、女に飢えてる感じで気持ち悪い」。Ｆさん「彼、顔はいいのに、スケベそう。近寄りたくないね」が次点でいいですね。

第５問「ご尊顔を拝することができると伺ったので、わたくしお似合いになりそうなお召し物を持参して参ったんでございますのよ」

出題の意図

過剰な敬語を、ふつうの言い方に直してみたらどうなるか？　という意図ですが、なかなか面白い問題です。敬語は、ある位相から使われるものです。上下関係ですね。その上下関係もいろいろな程度があります。

実際の生活のなかで、よくこういう過剰な敬語を目にする方も多いのではないでしょうか。「もっとあっさり言えばいいのに」と感じる人が大半でしょう。ですが、それだけで終わらせずに、もっとあっさりとした表現を自分で考えてみるのです。

言い換えるときに位相を動かしたらどうなるか。これもいろいろありそうです。

解答例

Aさん：お目にかかれると知り、あなたに似合いそうな着物を用意してきました。

Bさん：お顔を拝見できる貴重な機会ですので、貴方にふさわしい服をもってきました。

Cさん：勝手だと思ったけど、この服あげる。

Dさん：今日初めて会えるから、これ着たらかわいいなーて思って持ってきちゃった。

Ｅさん：お目にかかれるというので、ぴったりの装いを持ってきました。
Ｆさん：やっとお会いすることができるとのことでしたので、一番気に入っていただけそうな着物を持ってまいりました。
Ｇさん：初めてお会いできるので、似合いそうな服を持ってきました。
Ｈさん：顔が見れると思ったので、似合いそうな洋服を持ってきたよ。
Ｉさん：やっとお会いしていただけることになりましたので、気に入って着ていただけるものを持参いたしました。
Ｊさん：あなたに会えると聞いて、あなたにピッタリだなと思う服を持ってやってきたんだよ。

敬語の表現は位相がいのち

この設問のようなことを口にしたことがあるか、と問われたら、まずいないのではないか。どういう状況なのか想像してみると、かなり特殊なケースが浮かんできます。

相当に高貴な人がいます。その人に拝謁《はいえつ》する人も、またある程度の特権階級らしい。「お召し物」を献上するというのです。「お召し物」は趣味性がありますから、相手を熟知した、よほどの深い関係でないと失敗します。かなり自信を持っているようなので、きわめて珍しい高価なものを手にしてきたのかもしれませんね。

もしかしたら、大会社の社長をしている親戚のおじいちゃんかもしれない。会いにいったのは有閑《ゆうかん》夫人のおばさま。社長・森繁久彌、おばさま・杉村春子《すぎむらはるこ》。わざと大げさな言い回しを使って相手をくすぐり、手の内に入れようとしているとか。

キーワードは、「ご尊顔を拝する」「伺った」「お似合い」「お召し物」「持参して参った」「ございます」。たくさんありますね。

狙いの方向は、過剰な敬語をもうちょいすっきりさせるということです。みなさんの言い換えは、どれも過剰性は取り去られています。

上下関係は残しても、その落差がとても小さい。あるいは対等になっています。逆転させた言い換えもあります。Cさん、Dさんは対等な関係に、Hさん、Jさんは上下関係が逆転しています。

対等な関係から見ていきましょう。

Cさんは、「勝手だと思ったけど、この服あげる」。Dさんは「今日初めて会えるから、これ着たらかわいいなーて思って持ってきちゃった」。なんてさっぱりした気持ちいい言葉なんでしょう。これなんですね。あの過剰な敬語表現の原型にある感情は。

上下関係を逆転させたＨさんの言い換えは、「顔が見れると思ったので、似合いそうな洋服を持ってきたよ」。Ｊさんは、「あなたに会えると聞いて、あなたにピッタリだなと思う服を持ってやってきたんだよ」です。

お気づきのように、発話者の性は、女性から男性に位相が変わっています。叔父さんから姪《めい》にプレゼント、でしょうか。いずれを見ても、行為の要素はとてもシンプルだとわかります。

では、敬語表現を残している言い換えについて見ていきましょう。

「ご尊顔を拝する」というのは、初めて会うということなのか。まあ初めての場合もあるかもしれないですけど、初めてとは限らない。「やっとお目にかかれる」という感じでしょうか。

「やっとお会いしていただける」と書いている人もいれば、「初めて会える」と書いてる人もいます。どちらもありでしょう。「やっとお会いしていただける」という表現は、相手を持ち上げてますね。

Ａさん。「お目にかかれると知り、あなたに似合いそうな着物を用意してきました」はいいんですけれども、「お目にかかれる」という敬語を使う位相関係では、「あなた」という言葉がよくないかもしれないですね。

目上の人に「あなた」とは言わないですね。Bさんのように、「貴方《あなた》」と漢字で書けばよかった。「貴殿」とか。「あなた」は同僚およびその下じゃないと言わない言葉ですから。

Eさんもいいですね。「お目にかかれるというので、ぴったりの装いを持ってきました」。これは簡潔ですね。**上下関係が面倒くさいときには主語を入れない、相手の呼称も入れないというのはいい手ですね。**

着るものを指して「お召し物」というのは、いちばん格調高い表現でしょう。Eさんは「装い」です。「着物」というとちょっと軽いし、「装い」が出てきたのは立派です。「ぴったりの」というところもこなれてますね。

Eさんの「お目にかかれるというので、ぴったりの装いを持ってきました」が一番で、Fさんが次点でしょうね。「やっとお会いすることができるとのことでしたので、一番気に入っていただけそうな着物を持ってまいりました」

敬語も標準語も「言い換え」

敬語を使うときには、「言い換え」を無意識におこなっています。日本では他のどの民族よりもなされているでしょう。お年寄りになってくると、敬語もあんまり使えなくなってくるという傾向があるようです。

少なくとも、私の母親は使えなくなっています。自分が敬《うやま》われるほうになってるからではなくて、単に語彙が少なくなるからだと思うのです。

敬語も語彙と関係してきますから、即座に対応できなくなる。関係性を把握できなくなるんだと思うのです。

ボケて言葉が出てこないというのは、すなわち相手との関係が出てこないということです。それを把握できなくなって、即座にこちらから下手に出てうんぬん……というのができなくなることですから。

逆にいうと、それができたら、たぶんボケていない。まだまだしゃんとしてますね。

さまざまな文体を自己流に言い換えてみる

句会にも似た面白さ

前半の5問の作文ゲーム、いかがでしたか。

ふだん、こんなふうに一つの文章を作って他人と見せ合う機会など、なかなかありません。意外にも面白かった、と感じた方も多いのではないでしょうか。

ちょっと、俳句の「句会」に似ているかもしれませんね。最近は芸能人が俳句にチャレンジする人気のテレビ番組がありますが、句会の雰囲気はあんな感じです。

同じ題材を見ても、感じ方、表現の仕方は十人十色。それをしゃべるだけでなく、書いて眺めてみることで、いろいろな発見があります。その人の個性まで伝わります。ほんの1行程度の作文ゲームですが、なかなか楽しいものです。

後半の５問は特殊ジャンルの文体の言い換えです。では、どうぞ。

第6問「まさしく快刀乱麻。本書を読むことで、知性の転覆を目《ま》の当たりにする悦楽を満喫《まんきつ》できる」

出題の意図

広告用語です。しかも四文字熟語つき。私は四文字熟語を美しいとは思いません。だからほとんど使いません。使える必要もないと思っています。

そこで、四文字熟語をこなれた、肉体的な大和言葉に直してみる。漢語調を和語に。簡略な表現を、もうちょっともったりした表現に言い換えてみる。しかも、魅力を伝えるという広告の役割は残していいたい。そういう問題です。

パッと心をキャッチする言葉

解答例

Aさん：切れ味鋭い内容。本書は常識のくつがえる面白さだ。
Bさん：痛快！　頭のいい奴がやりこめられる気持ちよさがあるよね、この本は！
Cさん：チョーヤバイ！　この本貸すから読みなよ！
Dさん：脳みそがグルグル　フルスロットル。
Eさん：脳ミソがひっくり返るような、グサッとくる快感を味わえる本だ。
Fさん：この本を読めばきっとあなたの考え方が変わるでしょう。転機し良い方向へ転ぶはずです。
Gさん：この本を読むと、今まで知らなかったことが知れる。
Hさん：この本を読むと今まで信じていたことや考えていたことが丸っきり逆だったと感じられる。
Iさん：文句なく面白い。この本は目からウロコの話ばかりです。
Jさん：なし

キーワードは、「まさしく快刀乱麻」「知性の転覆」「目の当たりにする」「悦楽」「満喫」です。

本の宣伝コピーを、もっと違う言葉で言い換えたらどうなるか。難しい漢語を使っていますが、これをもう少し勉強の得意でない人にもわかるように。そのへんを考えていくとよいでしょうね。

解答を読んでいくと、二つの方向があるのがわかります。本のコピーとして言い換える。その本を読んで、感激した感想を友人に伝えている設定で言い換える。もちろん、どちらもアリです。

Aさんのコピーはすばらしいですね。「切れ味鋭い内容。本書は常識のくつがえる面白さだ」。あとIさんですね。「文句なく面白い。この本は目からウロコの話ばかりです」。これはコピーでも使えるし、友人に話しているとも受け取れます。

「快刀乱麻」を「切れ味鋭い内容」に言い換えています。たしかにそうですね。「知性の転覆」は「常識のくつがえる」「目からウロコ」、たしかにそうですよね。これは本だとするとけっこう難しい本ですね。岩波新書ぐらいですか。

もうちょっとやわらかい本にすると、Eさんの言い方になるんでしょうね。「脳ミソがひっくり返るような、グサッとくる快感を味わえる本だ」

Dさんはどうですか。「脳みそがグルグル　フルスロットル」。ゲームの感じですね。ゲーム攻略本だったらこれでしょう。

感想を友人に話しているという設定の言い換えを見てみましょう。

Cさんは、「チョーヤバイ！　この本貸すから読みなよ！」って、どんな本なんでしょう。ものすごいスピードで読み上げた興奮が感じられます。

Hさんはこう言っています。「この本を読むと今まで信じていたことや考えていたことが丸っきり逆だったと感じられる」。「快刀乱麻」のところはないけれども、言えてます。そういうことなんですね。本を読んだあと、こんなふうになっちゃったら、けっこう怖いですよ。

Bさんのがよくわからない。「頭のいい奴がやりこめられる気持ちよさがあるよね」というのはどこのことか。「快刀乱麻」は「痛快！」ですから違います。となると、「知性の転覆」というのを、「頭のいいやつが下克上《げこくじょう》で頭の悪いやつにやっつけられる」と思ったのか。第三者がやりこめられるのを見てる気持ちよさがあるってことなのか。

それとも、今まであいつ頭がいいと思って話を聞いてたんだけど、この本を読むと、いや自分のほうがそれよりもっといい。あいつは大したことなかったんだなということか。自分をばかにしてきた頭のいいやつがいて、その本を読むと、自分がその頭のいいやつをやりこめることができる。それで気持ちよくなる、ということなのか。

こう推量していくと、理解の仕方って独特でけっこう面白いですね。

では選びましょう。

これはやっぱり圧倒的にAさんとIさんでしょう。

一番はAさんの「切れ味鋭い内容。本書は常識のくつがえる面白さだ」。次点はIさんの「文句なく面白い。この本は目からウロコの話ばかりです」。

第7問「波は激しいうねりを伴って、まるで勝ち誇ったかのようにジュヌヴィエーヴの身体に襲い掛かり、みるみるうちに海の奥深くへ引きずり込もうとしたのであった」

出題の意図

文学的表現です。ぶっちゃけて言うとどういうことか？　文学的に飾った比喩《ひゆ》を取っ払ってすっきりさせてしまうと何を言わんとしているか、です。

別の文学的表現に言い換えるという方向もあるでしょう。テイストを変えてみるわけです。

でも誤解しないでくださいね。文学的表現なんて妙に凝《こ》って遠回しに言っているだけで、たいした内容じゃないじゃないの、などと言いたいわけではないのです。

身もふたもない表現で書いたときと文学的表現の差をよく考えると、その文学的表現の意味が見えてくるのです。それを意識するための練習問題でもあります。

解答例

Aさん：大きな波のうねりにジュヌヴィエーヴは巻き込まれ、あっという間に海底に沈みこみそうになった。

Bさん：もうジュヌヴィエーヴは海にのみ込まれる寸前。だって龍のような激しく巨大な波がやってきたんだから。
Cさん：ジュヌヴィエーヴは、必死になって波から逃れようとした。
Dさん：波に飲まれそう。
Eさん：ジュヌヴィエーヴは大波に呑まれ、海底へ引きこまれようとしていた。
Fさん：ジュヌヴィエーヴの身体は激しい波に襲われ、瞬《また》く間に海の奥深くに引きずり込まれそうになった。
Gさん：怒り狂ったような荒波がジュヌヴィエーヴをまたたく間に海の底へとしずませようとした。
Hさん：激しい波浪《はろう》はジュヌヴィエーヴの身体を包みこみ、あっという間に深海へと引きずり込もうとした。
Iさん：なにもかも飲み込んでしまうような大波が、一気にジュヌヴィエーヴをまるごと深い海に引っ張り込もうとした。
Jさん：なし

文学的修辞を日常テイストに

「勝ち誇ったかのように」「身体に襲い掛かり」「引きずり込もうとした」。文学的表現です。波を擬人化しているのですね。

擬人化した「波」を、「龍のような激しく巨大な波」という比喩《ひゆ》に置き換えているのが

Bさんの言い換えで、これはこれで別種の文学的表現です。

「もうジュヌヴィエーヴは海にのみ込まれる寸前。だって龍のような激しく巨大な波がやってきたんだから」。ライトノベル調かな？

Fさんの言い換えはいいですね。文学的比喩を取りさって、現実を見せている。でも、目に浮かぶように書かれてます。「ジュヌヴィエーヴの身体は激しい波に襲われ、瞬く間に海の奥深くに引きずり込まれそうになった」

「この例題、セックス描写だと思った」と言った人がいました。言われてみれば、そういう感じがなくもないですね。

この例文は、ゾラの短編小説（『シャーブル氏の貝』）の一部にこういうシーンがあったのをヒントにして、私が勝手に作ったものです。これを書いたときには、まったくそんな

つもりはなかった。

原作でも、エステルという若い人妻が、泳いでるときに男性と出会う。その男性とその後たぶんセックスするので、この場面は予兆だった、という見方もあるでしょう。言われてみれば原作も寝取られ男がテーマですし、そうかもしれない。

Gさんのも悪くないです。「怒り狂ったような荒波がジュヌヴィエーヴをまたたく間に海の底へとしずませようとした」。「激しいうねりを伴って、まるで勝ち誇ったかのように」を「怒り狂ったような」にしたんですね。それはそれでいいと思います。

Hさんは「激しい波浪」にしたんですね。「激しい波浪はジュヌヴィエーヴの身体を包みこみ、あっという間に深海へと引きずり込もうとした」。やっぱり目に浮かぶようには書いていています。それに短い。半分ぐらいになってます。

Cさんは、**「波」から「人」に主語を変えています。こういう言い換えの着眼もありますね。**すっきりと、「ジュヌヴィエーヴは、必死になって波から逃れようとした」。平板になった分、切羽詰《せっぱ》まった感じが消えたきらいがなくもなし。

こうしてみると、逆に、課題の文学的表現は、逃れがたい波の恐ろしさをいかに現前させるかに腐心していることが、よくわかります。

Dさんは、超訳を試みたのか。「波に飲まれそう」。この力の入った文学的表現の状況を、一言でいえばそういうことですが、省略したものが多すぎませんか？

見事な言い換えとしては、FさんとGさんということでいいんじゃないでしょうか。

Fさんは「ジュヌヴィエーヴの身体は激しい波に襲われ、瞬く間に海の奥深くに引きずり込まれそうになった」。

Gさんは「怒り狂ったような荒波がジュヌヴィエーヴをまたたく間に海の底へとしずませようとした」です。

第8問「秋になってしとしと雨が降っているので、満月がくっきり見えるのが久しぶりだ」

出題の意図

気候の言葉です。花鳥風月の言葉への入り口です。和歌、俳句などで日本人はこの分野が得意でした。季節の移り変わり、空気感などが出せるかどうか。簡単なようですが、腕の見せどころでもあります。

解答例

Aさん：秋の長雨が続いた後、久しぶりに満月が現れた。
Bさん：秋になってから雨の日が多かったから、長い間、こよいのような満月は見てなかったよ。
Cさん：雨が止んで、夜なのに空が明るい。
Dさん：空気が澄んでて満月がキレイ。
Eさん：秋雨が長引いていたので、久々に満月が見れた。
Fさん：秋になって天気の悪い日が続いていたので、しばらくぶりにきれいな満月を見ることができた。
Gさん：秋になって弱い雨が降っているので、満月がしっかりと見えるのは久しぶりだ。
Hさん：秋になってからは雨が続いているので満月がはっきりときれいに見えるのが久

しぶりだ。

Iさん：秋雨が降り続いていたので、満月がこんなによく見えるのはめったにないことだ。

Jさん：なし

覚えなくていいから調べてみる

キーワードは、「しとしと」「雨」「満月がくっきり」です。

しとしと降るのは、春雨、秋雨でしょうか。ザーザー降るのは夕立。驟雨《しゅうう》ですね。パラパラ降るのは天気雨、狐の嫁入りともいいます。

季節や花鳥風月などのいろんな表現を使いこなせると格好いいですが、身につけるのは大変ですね。楽しみでもありますが。

Aさんのように「秋になってしとしと雨が」というのを「秋の長雨」と言ってしまう。もしくは、Eさんみたいに「秋雨」と端的に言ってしまう。

しとしと降りつづく秋の長い雨「秋雨《あきさめ》」は、秋霖《しゅうりん》、すすき梅雨ともいわれます。美しいですね。秋霖がいちばんきれいかもしれません。

言い換えを探す手段として、キーワードから探すときに類語辞典や歳時記を引くのもいいですね。美しい言葉に出会えます。まあ、ネットで「雨　類語」と検索するほうが手っ取り早いのは確かですが。

Aさんと E さん、どちらでしょうかね。A さんは、「秋の長雨が続いた後、久しぶりに満月が現れた」。E さんのほうがきれいかな。「秋雨が長引いていたので、久々に満月が見れた」。秋雨という言葉を使っていて、文章が締まってる。しかしこの二つはよく似ています。

Hさんも似ています。「秋になってからは雨が続いているので満月がはっきりときれいに見えるのが久しぶりだ」。元よりも長くなっているので、もう少しすっきりまとめるほうがうれしいですけどね。

Cさんの言い換え「雨が止んで、夜なのに空が明るい」と、D さんの「空気が澄んでて満月がキレイ」。この二つは空気感があります。

「夜なのに空が明るい」。雲が浮かんでいて、それが昼間のように真っ白に見えている夜があります。「空気が澄んでて満月がキレイ」だからです。

Bさんの「秋になってから雨の日が多かったから、長い間、こよいのような満月は見てなかったよ」は、二人で散歩しているようです。「こよい」という語彙が出てきていますから、若者ではない。

みなさん、「満月」を使っていますが、「お月様」でもいいでしょう。「良夜《りょうや》」という言葉があります。月が美しく明るい夜、特に中秋の名月の夜のことで秋の季語。「長雨が上がって、良夜になった」とすると、きわめて短く言い換えられますし、情景の広がりも出ますね。

日本語には、雨とか季節の風物を表す言葉がたくさんあります。せっかくだから、語彙を増やしましょうか。コツはあるのかといえば……、ないでしょうね。魚偏《へん》の漢字みたいに、面白がって覚えるといいよ、ということだと思います。

実際、ふだんの会話では使う機会はないと思います。「しゅうりん」なんて言われても、まず漢字は思い浮かばないでしょう。ちょっと改まってはがきを書いてみようか、というときぐらいかもしれません。

こういう言葉があって、日本人は昔から季節を楽しんだんだなあ、と思うだけでいいと思います。

では、選びましょう。AさんとEさん。「秋の長雨が続いた後、久しぶりに満月が現れた」と「秋雨が長引いていたので、久々に満月が見れた」です。

第9問「低所得者の雇用拡大に向けた施策を抜本的に見直して、より柔軟な技能訓練の場を創設し、分配の均等が実現されるべく努力する必要がある」

出題の意図

新聞用語です。漢語が多いので、もうちょっとこなれた言葉に直したらどうなるか。これじゃ何を言ってるのかわかりません。頭にスッと入るように言い換えてみましょう。

おそらく、ほとんどの人が新聞を読むときなど、無意識のうちにこのような作業をおこなっていると思います。つまり、**自分の言葉に直して理解しているんです**。それをちょっと意識してやってみましょう。そうすることで、理解も深まり、頭も活性化します。

解答例

Aさん：貧乏人の就職率を上げる方法を根本的に見直し、幅広い技能訓練の場を作って、公平な利益を得られるようにしなければならない。

Bさん：貧しい人たちが働けるようにするためのやり方を変える必要があります。そのために、技能を磨く場所を新たに作り、さらに所得に大きなが差がつかないようにするべきです。

Cさん：もっと人口を減らしましょう。

Dさん：バイトをたくさん雇うのではなく、……

Eさん：もっと雇用が拡大されるよう、技能訓練の機会を増やし、所得につながるような施策を考えるべきだ。

Fさん：誰もが平等に分配を受けられるようにするには、低所得者向けの技能訓練の場を設けるなどの政策の転換が重要である。

Gさん：ワーキングプアの方が働けるよう、システムを根本から見直し、多方面の技能訓練の場をつくり、一人一人の賃金を上げる必要がある。

Hさん：収入が低い人の雇用を増やす施策を根本から見直し、よりその場に応じた技能訓練の場をつくり、配分を平等にしていく努力が必要だ。

Ｉさん：低い能力の人も仕事にありつけるように、より効果のあがる再教育の機会をつくり、給料が高くなるようにすべきだ。

Ｊさん：なし

わかるようでわからない漢語の中身

新聞記事のような硬い文を、ちゃんと噛《か》みくだいて理解することが、実はとても大事です。ふだんからそうしている人は、時事問題なんかに一家言《いっかげん》あるでしょう。

しかし、毎朝読んでいるだけでいやになるくらい表現が硬い。それをいかに平易に噛みくだくか。

キーワードは、「低所得者の雇用拡大」「施策」「抜本的に見直し」「柔軟な技能訓練の場」「創設」「分配の均等」「実現されるべく努力」。多すぎますね。これが難しさの元です。記者が、お役所の作った文章を見て、それをまとめているからこういうふうになっちゃうんですね。「抜本的」とか「より柔軟な」って書くと、ちゃんとした感のある文章に見えます。しかし、よくわからない。

あ、これならわかりやすいな、という言い換えがあります。

「誰もが平等に分配を受けられるようにするには、低所得者向けの技能訓練の場を設けるなどの政策の転換が重要である」がFさん。

Gさんのは「ワーキングプアの方が働けるよう、システムを根本から見直し、多方面の技能訓練の場をつくり、一人一人の賃金を上げる必要がある」

Gさんは、キーワードを完全に言い換えてますけど、そういうことです。言葉は違うんだけども、間違いなくちゃんと内容を言ってますね。

「より柔軟な」という言葉を「多方面の」と言い換えています。わかりやすくなっていきます。「これになるべきだ」というんじゃなくて、「いろんな能力を試せるような」ということで、やっぱり多方面なんです。

「より柔軟な」というのは、要するにどういうことかというと、みんなに同じような仕事を与えるんじゃなくて、この人にはこの仕事が向いていると、個別に見るということでしょう。

場合によっては、ホステスさんとか客商売の仕事も紹介するとか、たぶんそういう意味でしょうね。それを巨視的に一言でいおうとすると、「より柔軟な」という言葉が出てくるわけです。

「低所得者」を「貧乏人」という言い方をしてる人がいます。Ａさんです。わかりやすくていい。しかし不快表現です。

Ｂさんは少し気を使って「貧しい人たち」と言ってるのですが、Ａさんは気を使わない。この気の使わなさが新鮮です。

Ｇさんは「ワーキングプア」と言い換えています。たしかに働いてる人のことですから、ワーキングプアでしょうね。

Ｃさんは、本当にユニークです。「人口を減らしましょう」。これこそが抜本的な解決だという信念でしょうか。

Ｄさんは途中で投げ出し、Ｊさんは棄権ですね。まあ、その気持ちはわかります。

では選びましょう。

Ｇさんが一番で異論はないでしょう。「ワーキングプアの方が働けるよう、システムを根本から見直し、多方面の技能訓練の場をつくり、一人一人の賃金を上げる必要がある」。

Ｈさんが次点。「収入の低い人の雇用を増やす施策を根本から見直し、よりその場に応じた技能訓練の場をつくり、配分を平等にしていく努力が必要だ」

第10問「こいつと付き合うとろくなことはないなあ……と心の中で言った」

出題の意図

小説の中の表現です。「言う」という言葉はいろいろなニュアンスを含んでいます。言明する、明言する、誓《ちか》う、命ずる、ささやく、つぶやく。「考える」「思う」もそうです。そこをどう言い換えるかの問題です。

解答例

Aさん：この人と付き合うとひどい目にあう、と思った。

Bさん：正直思ったよ、こいつと一緒にいると損をするって。

Cさん：「あなたと付き合うと、素晴らしいことしかありません！」と声に出して言ってやった。
Dさん：こんな思いをするなら、もう会わない方がいいと思った。
Eさん：あの人は疫病神《やくびょうがみ》だ、と内心思った。
Fさん：この人と関係を持つことは、きっと私にとって得にはならないとひそかに思う。
Gさん：こいつといるとダメだと思った。
Hさん：この人と付き合うと良いことがないなあと心の中でつぶやいた。
Iさん：こんな人と二度と会うことはないと心に誓った。
Jさん：なし

反語的言い換え

キーワードは、「ろくなことはない」「心の中で言った」の二つです。

「ろくなことはない」を、どう言い換えているか見てみましょう。

「ひどい目にあう」「損をする」、Cさんはちょっと別として、「もう会わない方がいい」「きっと私にとって得にはならない」「ダメだ」「良いことがないなあ」、そういう感じですね。みなさん、それはそれで面白いです。

「心の中で言う」も、「思った」「正直思った」、Cさんはちょっと別にして、「内心思った」「ひそかに思う」「心の中でつぶやいた」「心に誓った」に言い換えられています。心の中の声だから「思った」でもいいんですが、Hさんは「心の中でつぶやいた」としています。

「言う」には、「語る・しゃべる・口にする・つぶやく」と、いろんな言い方があるし、「思う」には、「考える・思う・誓う・頭に浮かぶ・心に浮かぶ」など、いろいろな言い方があります。

「行く」というのもそうですね。「赴《おもむ》く・向かう・足を運ぶ・到着する」といろんな言い方があって、ちょっと変えるだけで全然雰囲気が違う。

基本の動作を表す言葉には、多くのニュアンスの違う言葉がまわりにあり、それはそれで面白いと思います。

みなさんのまとめ方を見ていきましょう。

Aさんは、素直に言い換えています。「この人と付き合うとひどい目にあう、と思った」。まあ普通ですけどね。

Eさんもいいですね。「あの人は疫病神だ、と内心思った」

「疫病神」はなかなか出てきません。「ろくなことはない人間」、たしかに疫病神。的確です。「内心思った」もいいですね。

Fさんもまあいい。「この人と関係を持つことは、きっと私にとって得にはならないとひそかに思う」。

ズバッと言い換えたのがありますね。Gさん。「こいつといるとダメだと思った」。すごいですね。的確ですね、ズバリと断定しています。

Iさんはどうでしょう。ちょっとよくないかもしれない。「会うことはないと心に誓った」。まだ誓っちゃいないですから。これは「こいつと付き合うとろくなことがないなあ」とはっきり口にしたために起こった、次にくる心境でしょう。

では問題のCさんです。ユニークです。『あなたと付き合うと、素晴らしいことしかありません！』と声に出して言ってやった」

「声に出して言ってやった」って、言ってやってないんですけどね。

「素晴らしいことしかありません、と声に出して言ってやった」というのは、つまり心の中ではろくでもないと思ってるってことなんでしょうね。全体で反語というか。

これも「超訳」と言っていいんでしょうか？　ちょっとやりすぎの。

では選びます。素直なAさんを一番にしたいと思います。「この人と付き合うとひどい目にあう、と思った」。次点はEさん。「あの人は疫病神だ、と内心思った」

第4章　「要約する」言葉習慣を高める

飛ばし読みの能力は仮説と検証である

長めの論旨を短く理解する

「わかる」への一つの道は「言い換える」であることを述べてきましたが、ここからはもう一つの「わかる」への道を歩いてみることにします。それは「要約する」力です。のちほどレッスンで問題を出しますが、ある長さをもった文章を短く言い直すという設問です。「要するに何言ってるの?」ということですね。

練習によって**「要約する」能力を身につけると、**何が起こるか。

一つは**「飛ばし読み」ができるようになります。**しかも速くできる。新聞を読むにしろ、雑誌を読むにしろ、本を読むにしろ、パッパッパッと目を走らせて、しかもわかる。これができるようになると、頭がよくなった実感があります。

なぜそういうことができるのか。

分厚い月刊誌「文藝春秋」をパラパラっとめくりながら、10分ほどで「だいたい何を言ってるのかわかった」という人がいたら、どうでしょう。「まさか」「嘘でしょう」と言いたくなるでしょうが、ありうるのです。

その人は頭の中で何をやっているのか。まず最初に、「見出し」と「書いている人間」を確認します。「この人だったら、こういうことを言うにちがいないな」ということを頭において、それをポンポンと確かめていくのです。

予想と違うときには、「あれれ?」という感じでもうちょっと深く読む。「なるほど」となったら、またポンポンと読んでいく。つまり、**最初に仮説を立てて、その検証をするために読んでいく**のですね。仮説のとおりだったら、じっくり読む必要はありません。

「何を言ってるかだいたいわかる」ということは、ものすごく大事なことです。

情報の多いこの時代です。まず大まかに時代がわかっていること。そのために新聞や本を読みますが、丹念《たんねん》に端から端までとやっていると、日が暮れても何も終わっていない、なんてことになりかねません。

新聞を読むにしろ、本を読むにしろ、速く読む。できたら、その要約を言葉にして書き

とめる。それを取っておく必要はありません。頭に刻むためにすることですから。頭に刻まれるためには、プロセスをしっかり終わりまでたどることです。

もちろん、「要約ノート」なるものを用意して、記録を残していけば、自分の歩いてきた道、蓄積の量、ジャンルなどがひと目でわかり、振り返る充実感があるでしょうが、リスクもあります。例の白紙のノートですね。

持続することがいちばん難しいことなのです。だいたいは数日で興味を失い、忘れてしまうでしょう。粘着質《ねんちゃくしつ》の人以外は、ほどほどにしたほうがよろしい、と私は思います。思いついたらやる、気になったらやる主義でどうでしょうか。

よくわからない記事がパッとわかるコツ

何に反対しているのか

「要約する」とは、言い換えると「構造をつかむ」ということです。構造というと、論理的な組み立てを想像されるかもしれませんが、もっと端的に大事なポイントがあります。それは中に書かれていないかもしれませんが、絶対につかまなくてはいけないことです。

「何に反対しているか」です。この文章は、この筆者は、何かに反対するために書いているはずだが、それは何か。**これがわかったとたんに、すべてがわかります。**

記事も含めて、意見というものは必ず何かに反対しています。「みんなこう言ってるけど、それは違うぞ」とか、「こういうことを言ってる人がいるが、それは絶対おかしい」とか、「反対すること」が文章を書く駆動力になっているのです。

全体的に何を言っているのかわからないときは、「この文章は何に反対しているのだろう」がわかっていないのです。それがわかった時点で、読んだということになります。世間の意見の対立構造がわかったら、それを要約してみます。これで完全にわかったことになります。

あえてぼかしているとき

どうもよくわからない、ということがあります。もちろん、話題になっていることについて知識がない場合には、そのようなことが往々にして起こりますね。物事の対立関係がわかっていなければ、状況をつかめません。

いわゆるリベラル派と保守派のさまざまな論点がわかっていてこそ、それぞれの主張が何に反対しているか、何を主張しているかわかるわけです。

が、知識が間違いなくあるはずなのによくわからない、ということも少なくない。人と話しているときにはわりとあるでしょう。それは「ぼかし」です。

いろいろ言ってるんだけど、「社長に反対だ」と言えないため、なんだか煮え切らない感じでぐずぐず言ってるように聞こえてしまう。そんな場合です。語っている本人が意識的にわからせまいとしてぼかしている場合もあるでしょうし、ぼかしながらも聞いている人には理解してほしいと願っている場合もあるでしょう。

こういうケースでは、「あ、社長に反対してるんだよね」とわかった時点で、すべてがすっきりします。権力とか畏《おそ》れおおいものに対するとき、この「ぼかし」が入ります。

週刊誌なんかでは、わりと、この「ぼかし」を入れて、でも全体でわかるように書くということがあります。皇室の噂話などがそうですね。どうやら、皇室の誰かを批判しているようなのだけど、はっきりさせると角《かど》が立つ。そんなとき、このようなぼかしが入ります。

もちろん、その場合には、読者にはわかってほしいが、明示するわけにはいかないということでしょう。

役に立つのは「短く」て「的確」なもの

相手のためになることを、一つだけ

要約力がついてくると、自分が書くときもしゃべるときも、手短にすませることができます。自分が発信する立場で「何を言おうか？」と考えるとき、「重要人物だと思われたい」とか「長くしゃべれないとバカにされる」といった思いにとらわれがちです。

受ける人の立場に立てば簡単にわかることですが、短いのがいいのです。**短くて的確なのがいいのです。**そういうとき**「頭いいなあ」と好意をもって受け入れられ、心に残るのです。**

それができているのは、自分の頭の中にわいてきた「言いたい」「書きたい」事柄を、要約させるプロセスをすませていたからです。これが「頭がいい」ことの内容です。一手間かけているのですね。

「頭が悪いなあ」と思われる話し方に共通するのは、長さです。それにはいくつかのパターンがあります。

同じことを何度もくり返す人が多いですね。しゃべったばかりの内容を二度、三度、まったく同じようにくり返す人もいます。話しているうちに、例か何かでちょっと触れたことに深入りしていって、何を言いたいのかを見失ってしまう人も多いですね。

最も愚《おろ》かなのは、相手の言葉の何かに反応して言い出したものの、結局言いたいことは自慢だけであって、長々と自慢したあげく、その場で話題になっていたことと何も関係ない、といったケースですね。前に自慢していいんだという話をしましたが、こんな自慢の仕方はもってのほか。

相手のためになることを、一つだけ言う。これがポイントです。そのために「要約力」を使うのです。

映画の印象を一つのシーンに集約する

「マドレーヌの味」はどこに?

プルーストの『失われた時を求めて』は、社交界を舞台にした大長編小説です。忘れ果てた過去の記憶をたどって延々と語られるのですが、その**「失われた時」は紅茶に浸《ひた》したマドレーヌを口にした瞬間に、隅《すみ》から隅まで克明によみがえったという仕組みになっています。**

このマドレーヌの部分だけがよく引用されますから、全部読んだ人はほとんどいないけれど、この引用部分だけは、たくさんの人が知っているという不思議な名作です。

なぜそういうことが起こるのかというと、このエピソードが「要約力」というものを実に端的に表現しているからでしょう。さまざまなことが一つの出来事に集約される。なんらかの形で誰もが経験している。そうでなければ心に響かないはずです。**感動する映画には、この「マドレーヌの味」がどこかにあります。**要約のポイントですね。映画を見て、「どうだった?」という質問に、いつもいつも「感動した」「かわいかった」「泣けてきた」と言うだけでは、もったいないでしょう。

それだけではなくて、マドレーヌのポイントを言葉に表現する。そうすれば、感動が相手によく伝わり、自分の記憶にも長くとどめることができるでしょう。

大ヒットした韓流ドラマ「冬のソナタ」には、記憶に残すための技《わざ》がたくさん込められていました。ご覧になった方はすぐに思い出すでしょう。

雪の中を歩くシーン。何度も何度もこのシーンがくり返されます。そのときに同じ音楽が流れます。その音楽が流れただけで、主人公がどんな思いをしているかがわかります。見ている人もその気持ちを共有します。そうすると、その音楽が流れただけでシーンがよみがえります。それだけでジーンとしてしまう。

お決まりのメロディー、お決まりのセリフ、お決まりの構図。

「冬のソナタ」は、嫌というほど雪の中を歩くシーンがくり返され、涙を誘っていました。明らかに、意識的に、そこにドラマの印象を集約させていましたね。

感動を表現するとき、「すごいよかった」だけではなく、「あのときの悲しいメロディーと景色のマッチがよかった」といった文章にすると、それが記憶に残るのだと思います。

社会のひずみを象徴する倒壊シーン

イランの「セールスマン」という映画をご覧になった方もいるでしょう。アカデミー賞外国語映画賞を取ったアスガー・ファルハディ監督の作品です。トランプ米大統領の政策に抗議し、アカデミー賞授賞式をボイコットして話題になったイラン人監督といえば、思い出す方も多いかもしれません。「彼女が消えた浜辺」「別離」「ある過去の行方」などの傑作を次々と世に送り出している巨匠です。

封切りされたときにも見たのですが、先日たまたま、また見たくなってDVDを買いました。これがなかなか複雑な話なのです。それを上手く伝えられるか、やってみましょう。

映画の舞台はイランの大都市（たぶん首都テヘラン）。映画がはじまると、すぐに「アパートが倒壊するぞ」といって、みんなが逃げていくシーンになります。これが象徴的です。

社会全体が壊れそうになっている。避難しなくては。その避難した先で、性的暴行が起るのです。くわしい説明はなされませんが、どうやらレイプめいたことのようです。そしてその加害者がなんと年寄りだった、という話です。

ストーリーそのものは、夫婦の葛藤《かっとう》があり、犯人捜しがあります。この「セールスマン」である老人が性的暴行の犯人だとわかってからも、ひと悶着《もんちゃく》あります。哀れな老人です。本当に哀れで善良な人間が出来心を起こし、そこに偶然が重なって性的暴行をしてしまった！

イランにはいろいろな性的抑圧があります。老人の立場に立つと、気持ちはわからないでもない。夫の立場で考えれば、妻がそのような目に遭《あ》ったらそいつを殺してやろうと思うかもしれないし、妻の立場、犯人の妻の立場もよくわかる。全部の人間の言い分が全部わかるという映画です。

私は、冒頭のアパート倒壊の場面こそが、「マドレーヌ」にあたるポイントだと思うのです。ここにすべてが集約されている。

古くて崩壊寸前のアパート。これが社会全体のひずみを象徴しています。ここから逃げ出さなければならない。切羽《せっぱ》詰まっている。このような状況なだけに衝突が起こり、混乱する。老いた夫婦も若い夫婦も同じように、その中に巻き込まれている。

もちろん、さまざまな解釈が可能です。ただ、私がこの映画を理解するときには、最初のアパート倒壊の場面をすべての集約と考える。そのように頭にインプットし、記憶に残す。人にもそのように語る。

少なくとも、私がしたように冒頭の場面に要約させるような説明の仕方をすれば、映画全体の印象や雰囲気を伝えることができ、複雑なストーリーもわかりやすく伝わるでしょう。

クラシックにくり返し現れるメロディー

クラシックを因数分解してみると

よくできたオペラは、いろんな歌が展開されてそれはきらびやかです。しかし、それらはまったく別のものではありません。いろいろな関係のないメロディーのバラエティーではなく、一つのメロディーが中心にあります。全体はここに集約されます。

序曲というものがありますが、後ろの親しみやすいメロディーをちりばめておいて、後でまたそれを使っています。これも集約の技法です。

私には作曲家の気持ちはわかりませんが、コードで書いていくものらしいのです。一つの交響曲は、あるコードでできていて、そのコードを思いつくことからはじまります。ベートーベンの運命は「♪タタタターン」というモティーフで第１楽章が全部できています。

モティーフを変形させ、組み合わせて展開していきます。それをどんどん楽譜に書いていったものがクラシックです。クラシックは楽譜に書かれることによって成り立つ音楽です。聴く私たちは、書かれた楽譜を言葉にして覚えていく。

ワーグナーがいちばんわかりやすいのですが、先に説明した「冬のソナタ」みたいにライトモティーフで展開していきます。「冬のソナタ」は、ワーグナーの創始したライトモティーフ（曲中にくり返し現れる特定の楽句）という手法を上手に使っていたわけですね。

本家ワーグナーでは、ジークフリートという人物が出てきたら、ジークフリートのメロディーが出てきます。剣のメロディーというものもあって、剣が出てくるとそのメロディーが出てくるのです。

ジークフリートのメロディーがずっとつづいて、剣のメロディーが出てきたら、ジークフリートが剣を思い浮かべているなとわかるのです。

ジークフリートが剣を振り回しているシーンは、ジークフリートのメロディーと剣のメロディーが組み合わさってずっとつづいていくことで表現されます。

4日間かけて上演されるワーグナーの代表作の一つである連作楽劇「ニーベルングの指環」は、序夜「ラインの黄金」ではじまって、神話世界が展開します。その冒頭、世界の始原の音ではじまり、音がだんだんと複雑になっていって、ライン川の流れを表すようになり、徐々に世界のさまざまなものや現象を表現していきます。

そして、そこにワルキューレ（北欧神話の武装した乙女）たちが登場し、映画「地獄の黙示録」でも用いられたあの「ワルキューレの騎行《きこう》」の場面になり、神々の黄昏《たそがれ》へと進んでいきます。

こんなふうにワーグナーの場合は、無から音が生まれて、それが形を成して世界全体を作っていくという構造がわかりやすく描かれています。

もちろん、ワーグナーのこの作品は楽劇です。すべての音楽がこのように作られているわけではありません。

しかし、他の作曲家の交響曲も、実は同じような発想に基づいているといえそうです。作曲家は最初の音を思い浮かべて、それを展開させて、第１楽章、第２楽章、第３楽章、第４楽章と作っていきます。

記憶に残るようなよい作品というものは、音楽でも小説でも映画でも、統一がとれています。その統一の元をたどっていくことが「集約する」ということです。

第５章　「要約レッスン」で言葉習慣を完成させる

ズバッと自信を持って短くする

「たしかに、しかし」の構図

要約を素早くつかむにはどうしたらいいのか。

要は、ポイントがどこかを見抜くことですね。そのために文章の骨格を見ます。そこを見抜けば、ポイントがわかります。私が文章を書くとき、どう書いているかをお話ししましょう。

私は、初めに「何について論じるか」を言います。

次に話を進めるとき、「たしかに、しかし」というパターンを使っていることが多いと思います。「たしかにコレコレだが、しかし」と言って、多数意見や世間の通説を提示して、自分のそれに対する異論に入ります。

反対意見を考慮しながら、自分の意見を示して、その次にその根拠を言います。そして、最後に結論を。

これが私の書き方ですが、だいたい、ほとんどの文章はこういう形になっているので、この構造を見抜けばいいということです。

小論文の書き方を教えるときには、４部構成で書けと言っています。「～だろうか」「たしかに、しかし」「なぜなら」「したがって」というふうに書けと。

読むときもそれで読めるんだと教えます。**ほとんどの文章はそういう構造になっている。**だから、まず最初にその構造を見抜けと。

構造を見抜いたら、次にキーワードはどれかを考えて、その次に「**何に反対しているんだろう**」と、**探っていきます。これで主張が見えてくる**、というふうに教えています。

この章の設問のような短い文章のときには、４部構成の構造の理解はすっ飛ばして大丈夫です。ただ、キーワードは見抜く必要はあります。**いちばん大事なのは、何に反対しているかということです。**

要約は聞く力

新聞の記事は「事実」を書いてるんですけど、社説のような「意見」の場合は、やはりこの構成です。たとえば、「安倍総理がいまこういうことをしてる。たしかにこういう言い分はあるだろうけれども、それはいくら何でもおかしい。なぜかというと、こういう形でこうだから」と。で、最後の文章でまとめをする。そういう形になってますね。

要約というのは、一種の聞く力です。

・キーワードは何か

・何に反対しているのか

・相手が何を主張しているのか

これらをパッパッパッとつかむ。**何を言ってるのかわからないときは、たいがい、その意見が「何に反対しているのか」わからないときです。**

聞く力のない人は、終わりまで聞こうとしません。「あ、わかったわかった」と言って遮《さえぎ》ることが多いでしょう。途中で口をはさまず、しっかり終わりまで聞く。

文章も同じです。「わかったわかった」で、そこから後は斜め読みでは間違えます。

それではレッスンをはじめます。要約する練習です。

設問はこうです。「次の文章を40字以内に要約してください」

問題につづけて10人の方の答えを付記していますが、まずはあなたの答えを書いてみてください。全部で4問あります。

鉛筆を手に、線を引くなりカッコでマークするなり、どこにポイントがあるか、探してください。

なお、第1問は「自慢」にかかわる文章です。本書ですでに自慢についてお話ししましたが、もう少し考えてもらいたいと思ってあえて出題しました。

第1問

自慢していい、とりわけ高齢者にとっては、自慢は悪いことではないのではないか。私はそのように考えています。

日本では自慢は悪いこととされています。事実、私も自慢を不愉快に思うことはしばしばあります。しかし、私の父の様子を見て考えを変えました。

父は大分県の山間部の地方都市でそれなりに社会的な地位のある仕事をしていました。そして、90歳を過ぎて母と二人だけの生活が成り立たなくなり、私の暮らす東京都の老人施設で暮らし始めました。

父は施設のスタッフの方を相手にしばしば自慢をしていました。自分の自慢、故郷の自慢、家族の自慢などです。スタッフの方たちは上手に受け流していましたが、私は何度かあまり自慢をしないように注意しました。父はだんだんと生きる気力を失って亡くなってしまいました。今になって思えば、もっと父に自慢する機会を作るべきでした。父は自分が十分に尊敬されないこと、匿名《とくめい》の存在として扱われることに異議を唱えていたのでしょう。

高齢者は、今はこうだけれど、昔は元気だったのだ、昔は活躍していたのだと自分に、そして周囲の人に示したくなります。そうしたことは、ごく自然な感情です。私はそのような感情を大事にするべきだと思い始めました。

要約例

Aさん：自慢は悪いことではない。特に高齢者には自己のアイデンティティを保つ活力になる。

Bさん：高齢者の自慢は自分の尊厳を守る手段だから尊重すべき

Cさん：高齢者にとって、自慢は過去の栄光。ほどほどに耳を傾けて、大事にしてあげよう。

Dさん：東京の施設に父を入れたが昔の自慢ばかり言うのでやめた方がいいと言ったが間違いだった。

Eさん：高齢者は自慢話をしがちだが、一概に否定してはいけないと感じている。

Fさん：高齢者は自分の存在意義を確かめるために自慢話をする。それを否定してはならない。

Gさん：自慢は自身はこうだったのだと、自分に、周囲の人に示す自然な感情である。

Hさん：高齢者にとって自慢は悪いことではない。今とは違う様子を周囲に語ることは自然な感情。

Ｉさん：年配者の自慢話はいいと思う。私の父と母が都会暮らしになったとき私は父にあまり自慢話はしないように言ったところ、たちまちのうちに父は老人になってしまった。

Ｊさん：高齢者の自慢は自分や周囲に昔は自分も元気だったことを示す自然な感情だから大事だ。

「反対の反対」が言いたいこと

まず、この文章が、「たしかに……しかし……なぜなら……したがって……」の形になっていることを確認しましょう。

この文章では最初にズバリと自分の意見を言っています。こうすることで問題を提起しているわけです。そして、次の文。これはまさに「たしかに……しかし……」になっています。「たしかに、自慢にはよくない面もある」というように、反対意見に考慮した後で、「しかし、自慢してもよいと考えるようになった」と語っているわけです。

次に考えるのは、「何に反対しているか」です。人の話を聞いていて、「何を言ってるのかよくわからん」というときは、「こいつは何に反対してるのか」と考えれば見えてきます。要約のコツもそれと同じで、何に反対してるかを探すことです。**「反対の反対が言いたいこと」**なのです。

「もうみんなが知ってるから、言うまでもないだろう」と思って、何に反対してるかをぼかしてる場合や、反対してるということを面と向かって言えなくてぼかしてる場合は、それを探すのがやや難しくなります。そういうときも何に反対してるかを考えればいい。

学校では、「最後の段落に言いたいことがある」と教えているようです。そういうことがもちろん多いんですが、それと「反対してること」が違っていたら、何に反対してるかのほうが強く言いたいことです。

事例にとらわれない

第１問の文章は、要するに「自慢するのは悪いことだ」という考えに反対しているわけです。筆者はその世間の考え方を信じて、「父親は自慢ばかりしてよくない」と思っていたけれども、そう思ってるうちに、自慢する機会をなくして弱った父親は死んでしまったという後悔を話しています。

一言でいえば「自慢していいんだ」ということです。これがしっかり出ている要約がい

い要約ということになります。

そういう視点から、解答例を見ていくと、Aさんの「自慢は悪いことではない。特に高齢者には自己のアイデンティティを保つ活力になる」はよい要約ですね。「自慢は悪いことではない」とはっきり言ってますから。

Eさんもいい。Hさんもいいかもしれません。

Eさんは「高齢者は自慢話をしがちだが、一概に否定してはいけないと感じている」。Hさんは「高齢者にとって自慢は悪いことではない。今とは違う様子を周囲に語ることは自然な感情」。

Hさんはちょっと長いか。いちおう40字ぴったりなのでこれでいいのですが、一つ問題があります。Aさんは、はっきりと「自慢は悪いことではない」というふうに示していますが、Hさんは、「高齢者にとって」という条件がついています。ここが一つのポイントです。

文章は、高齢者の例をとって話しています。特に高齢者はそうだけれども、そもそも自慢というのは悪いこととは限らない、と言っているのです。

Aさんの要約では、そこをつかんでいますね。

高齢者は例の一つで、要するに自慢は悪くない。特に高齢者にとっては大事なことなのだと言ってるんで、だから「自慢は悪いことではない」と、最初に出してほしいですね。

ズバリと言うほうがいい。

「高齢者」に限らずに「一般」として言ってるのはAさんだけでした。あとの人は、みんな「高齢者の自慢」になっている。Aさんだけ「自慢」がトップにきている。そういう意味で、圧倒的にいいですね。

Gさんは高齢者のことを何も言っていません。そして「自慢は自身はこうだったのだと、自分に、周囲の人に示す自然な感情である」。

悪くないのですが、「自然な感情である」だけじゃなくて、「していいんだ」というのをやっぱり言ってほしい。もっと踏み込んでほしい。

Eさんも「一概に否定してはいけないと感じている」という言い方だと、やっぱりちょっと弱いでしょうね。「自慢は悪くない」ときちっと言うほうが要約にはいいと思います。

Hさんは高齢者に限定してるけども、それ以外はいいかもしれない。次点はHさん。注として、高齢者に限定しないほうがよりよかったということですかね。

第2問

私は文学作品の多くは社会に対する愚痴《ぐち》だと考えています。個を通したいが、社会の抑圧のためにそれができない、その愚痴を昇華したのが文学だと思うのです。

ロシア文学の多くの作品が愚痴から成っていると言っていいかもしれません。ドストエフスキーの大傑作『罪と罰』の登場人物マルメラードフは主人公ラスコーリニコフに壮大な愚痴を聞かせます。それが、この大傑作の重要な発端となっています。日本の私小説や太宰治《だざいおさむ》の小説の多くも、人生に対する愚痴を連ねたという要素が間違いなくあります。

私は文学が人間にとって必要不可欠なものであると同様、愚痴もまた人間に必要なものと考えています。

愚痴は、不満を明確に口にできない時、ぼそぼそと非公式の場で語るものです。もちろん、不満を公式な場で議論して説得力があることを愚痴で言う必要はありません。そのようなときに愚痴を言っているのでしたら、周囲の人がもっと正式に不満を示すように促《うなが》すべきでしょう。しかし、そうでないのでしたら、愚痴を愚痴として認めるべきだと私は思います。
愚痴には本音が現れます。正当ではない、言っても仕方がないとわかっているが、言わずにはいられない本音を愚痴の形で伝えているのです。誰かに伝えたいと思って愚痴という形で伝えているのです。

要約例

Aさん：愚痴は人間に必要だ。愚痴を昇華したのが文学であり、また本音の現れでもある。
Bさん：愚痴は人間に必要。社会に認められない個の本音として。
Cさん：文学作品の多くは愚痴が昇華されたもので、公式に言えないが故《ゆえ》に本音として伝えている。
Dさん：不満とか愚痴がストレスのもとだし、話したいことがあったら聞くよ。
Eさん：愚痴には本音が表れ、時には文学にも昇華する。切り捨てではなく、傾聴《けいちょう》も必要だ。

Fさん：他人や社会に対してはっきりと意見が言えない場合、それが愚痴となって現れます。

Gさん：自分の本音や、誰かに伝えたいと思っていることを愚痴という形で人々は伝えている。

Hさん：文学作品の多くは社会に対する愚痴。言わずにいられない本音愚痴は人間に必要なもの。

Iさん：文学は書き手の愚痴だと思う。ロシア文学と日本文学に間違いなくある。愚痴は公共の場でいってはダメですが、本音をいっている面もあるので認めてもいいと思っています。

Jさん：愚痴は言っても仕方がないが誰かに伝えずにはいられないもの。文学作品の多くは愚痴だ。

主張をつかんで明確に書く

Aさんの要約力がすごい。「愚痴は人間に必要だ。愚痴を昇華したのが文学であり、また本音の現れでもある」。もうぴったりですね。

「愚痴は人間に必要だ」と冒頭に言ってるんですよ。文学がそれであり、本音の現れだとしてる。これはもう模範解答ですね。

Eさんの「愚痴にには本音が表れ、時には文学にも昇華する。切り捨てではなく、傾聴も必要だ」もいいですね。「傾聴も必要だ」という言葉もなかなか出てくるものじゃない。

あとの方は、「愚痴はこういうものだ」ということを言ってるけれど、そうじゃなくて「必要だ」というのをちゃんと言うほうがいいですね。

この文章のポイントは、愚痴に対して賛成か、反対かということです。愚痴が悪いと思われてることに対して反対している。そのあたりが第３段落あたりを読むとわかるんじゃないでしょうか。

「愚痴」は一般的に「悪い」と思われてる、というのを前提に書いてます。「愚痴が悪い」→「そんなことないよ」→「愚痴もまた人間に必要なものと考えています」という流れです。第４段落で「たしかに、愚痴も場合によってはよくない。しかし、そうでなければ、認めるべきだ」という、例の「たしかに……しかし……」の形がここに出てきているわけです。

主張を展開するほとんどの文章は、一般に思われてることに対して反対して、「いや、そんなことないぞ」と言っているわけなのです。そうでなければ、発言の意味がありませんから。

Fさんの「他人や社会に対してはっきりと意見が言えない場合、それが愚痴となって現れます」も、Gさんの「自分の本音や、誰かに伝えたいと思っていることを愚痴という形で人々は伝えている」も、事例のことを話しています。

「やっぱり愚痴が必要だ」というふうに肯定してるんだ、ということをはっきり言ったらよかった。「愚痴はこういうものだ」じゃなくて、「必要だ」と言っておかないと困りますね。この文章は明らかに必要だと言ってますから。

字数を間違えちゃったBさんは惜《お》しかった。「愚痴は人間に必要。社会に認められない個の本音として」。「愚痴は人間に必要」までは言ってたんですけど。40字でできていたら、Bさんも次点でよかったかもしれません。

要するに、文学作品を例にして書いてるけど、文学作品のことじゃないんだってことが重要です。

そうすると、Aさんが一番で、次点は「傾聴も必要だ」って書いたEさんですね。これはもう「傾聴」が殊勲賞《しゅくん》ですね。この言い換えが新しい。

第3問

このごろ、「お前一人の身体ではない」という言葉がひそかに流行しているようだ。自殺をしようとしている人間がいる。すると、「お前の身体は、一人だけのものではなく、親や兄弟や友人のものでもある。お前が死んでしまうと、みんなが悲しむ。だから、自殺を思いとどまれ」という意味でそのように言う。

この言葉は、それはそれで正論のように見える。だが、私はこの言葉を耳にするたびに、居心地《いごこち》の悪さを感じてしまう。

私の身体が私だけのものではないとすると、当然、臓器移植もすべきだということになりはしないか。私が死んだら、私の身体は私だけのものではないのだから、他人に譲《ゆず》って当然なのだ。まだはっきりと自分が死んだら臓器を提供するとは決めていない私にしてみると、なんだか臓器移植を強制されているようで、不愉快な気分になる。しかも、自分の身体が自分だけのものではないとすると、自殺といった大それたことだけでなく、様々なことを自分で決断できないことになってしまう。手術をするかどうか、整形をするかどうか、何を食べるかまでも自分だけでは決められず、親や友人の意見を考慮することが必要だということになってしまう。
私は、身体だけでも自分のものであると思いたいのだが、現代社会はそうもいかないのか。

要約例

Aさん：「お前一人の身体ではない」はやさしさではなく、実は自己決定権を奪《うば》う不当な言葉だ。
Bさん：社会的に生きる中、自分の身体くらい自分のものとしたい。
Cさん：自殺はダメというのは正論だが、他人が悲しむというなら様々な決断ができなくなる。
Dさん：自分の身体は自分だけのものと考えた方が楽。

Ｅさん：自分の身体は自分だけのものではないという風潮に大いに違和感を覚えているのだが。

Ｆさん：現代は、他人のために自分自身の体までも捧げなければならないのかと疑問に思う。

Ｇさん：現代社会において、お前一人の身体ではないという言葉が自分の決断の妨《さまた》げになっている。

Ｈさん：「お前一人の身体ではない」という言葉が苦手だ。身体だけでも自分の物と思いたい。

Ｉさん：お前一人の身体ではないという考え方に私は反対だ。自分の体は自分のものだ。生きるのも死ぬのも自分で決めていきたい。

Ｊさん：なし

そこにない言葉で仕留める

これもＡさんとＨさんがいいです。

「『お前一人の身体ではない』はやさしさではなく、実は自己決定権を奪う不当な言葉だ」、これがAさん。

Hさんは、「『お前一人の身体ではない』という言葉が苦手だ。身体だけでも自分の物と思いたい」。

いちばん言いたいことは、「身体だけでも自分の物と思いたい」ということです。その根拠として、やさしさじゃなくて、Aさんの言ってる「自己決定権を奪う」からという主張です。

Aさんがいちばんいいです。すごい。「自己決定権」なんて言葉どこにもない。そんな言葉ないのにすらっと書いている。

言葉はないけれど、趣旨はそういうことですから。明らかに「これはむしろ自己決定権が大事なのだ」と言っているわけです。いや、さすがですね。

一番がAさんで、次点がHさんでしょうね。

ついでにいうと、ここでも、

「(たしかに、)この言葉は、それはそれで正論のように見える。だが、私はこの言葉を耳にするたびに、居心地の悪さを感じてしまう」

と、一部隠れてはいますが「たしかに……しかし……」形になっていますね。反対意見に考慮したうえで、持論を展開しているわけです。

Ｆさんの「疑問に思う」とか、Ｄさんの「考えた方が楽」とか、そういうことじゃなくて、やっぱり「お前一人の身体ではない」という考え方が間違ってる。いかに明確に反対するかってことですね。

Ｉさんもいいんですけど、これは字数が多かった。Ｉさんは全部字数オーバーですが、最後の一文を取ればいいんじゃないですか。「自分の体は自分のものだ」で終わっていれば。

添削前。「お前一人の身体ではないという考え方に私は反対だ。自分の体は自分のものだ。生きるのも死ぬのも自分で決めていきたい」

添削後。「お前一人の身体ではないという考え方に私は反対だ。自分の体は自分のものだ」

添削力というのも大切です。

それにしてもＡさん、「自己決定権」という言葉を使ってるのは本当に立派です。問題文から逸脱《いつだつ》した言い換えをしている。明らかに「お前一人の身体ではないというのは不当な言葉だ」と言ってるわけで、その不当性は「自己決定権を侵《おか》しているからだ」ということですからね。見事です。

第４問

現代人は、かつては自分でしていた様々の社会的行為（生産行為、ごみ処理、料理のための動物解体、下水、葬儀《そうぎ》、近隣トラブルの解決などなど）を他人任せにしている。そして、社会に守られ、ぬくぬくと暮らしている。

だが、考えてみると、そのような行為はすべて大人の行為だった。私が子どものころ、田舎《いなか》の家庭では、何かの祝い事があると、大人たちが庭に飼っていた鶏を殺し、解体したものだ。子どもはそれを遠巻きにして眺《なが》めるばかりだった。そのような行為は、大人になり、権力を得て、他者に口出しできるようになるからこそ、許されたのだ。同時に、そのような行為をして責任を果たしてこそ、社会の中で発言権が与えられるという面もあっただろう。

ところが、現在ではそのような行為はすべて「汚い行為」とみなされているようだ。だから、市民の多くができるだけ手を汚したくないと考える。現代化とは、少なくとも一面において、大人の行為をできるだけ外部に任せて、自分は子どものままいられるようにすることだったといってよいかもしれない。
「現代人は、社会に出る前に学ぶことが多くなりすぎて、いつまでも大人になれない」「高齢化し、長寿になったために、大人になりきれない人が増えている」などといわれるが、それは間違いだ。なかなか大人になりきれない理由はそんなところにあるのではない。

要約例

Ａさん：現代人が大人になりきれないのは、社会的行為を他人任せにして手を汚さないからだ。
Ｂさん：現代の大人が子供っぽいのは社会的行為をしないからだ。
Ｃさん：現代人が大人になりきれないと言われるのは、社会的行為を他人任せにしているから。

Dさん：社会的役割分担を理解していない大人が多い。
Eさん：現代人が大人になれないのは、自分の手を汚さない生き方をしているからかもしれない。
Fさん：現代人が大人になりきれない理由は、他人を頼ることが当たり前になった習慣にある。
Gさん：大人になりきれない人が増えているのは、現代社会が大人の行為を外部に任せているから。
Hさん：大人になりきれない理由は汚い行為を外部に任せて自分は何もしないことだ。
Iさん：今の人は手を汚す仕事、いやな仕事を自分ではやらない。そのためいつまでたっても大人になれない人が多い。汚い行為をやってこそ、大人になれるのだ。
Jさん：現代人が大人になれないのは、かつて大人がやっていた汚い行為を他人まかせにしているから。

キーワードを探せ

これも、Aさんがいちばんいいかもしれない。すごい。Aさんはこう要約しています。

「現代人が大人になりきれないのは、社会的行為を他人任せにして手を汚さないからだ」

これは「汚い仕事」というのがキーワードになっています。大人になりきれない理由としていろいろ挙がっているけど、いや、そうじゃないんだ、汚いことなんだ、ということですね。

この問題文は少し変形ですね。最後の最後で、「たしかに……しかし……」の形が出てくる。「たしかに、こんな意見もある。しかし、それは間違いだ」と言っているわけです。それを踏まえて考えれば、この文章の言いたいことが何なのかはいっそうはっきりするはずです。

その1点に絞《しぼ》っているところを、ちゃんと要約しているかが基準になります。

Aさんの要約のキーワードは、「手を汚す」「社会的行為」「他人任せ」です。汚い仕事というものは、なくてはならないものなので、「他人任せ」では一人前になれないのです。

この問題の要約は、みんなわりと同じような感じです。わかりやすい文章だったのでしょうか。みんな、いいですね。

Hさんは、「大人になりきれない理由は汚い行為を外部に任せて自分は何もしないことだ」。

Ｉさんもいいんですけど、また字数オーバー。「今の人は手を汚す仕事、いやな仕事を自分ではやらない。そのためいつまでたっても大人になれない人が多い。汚い行為をやってこそ、大人になれるのだ」

Ｊさんもいいかな。「現代人が大人になれないのは、かつて大人がやっていた汚い行為を他人まかせにしているから」

そうするとやっぱりＡさんでしょうね。Ａさんが一番。

Ｅさんもいい。「現代人が大人になれないのは、自分の手を汚さない生き方をしているからかもしれない」。「かもしれない」が、ちょっと弱いですね。

Ｈさんのほうが、わかりやすいですね。次点はＨさんでしょう。

騙されない見方を養う

わかりやすいのに、読み間違う

要約力は、とても役に立ちます。新聞記事を読む、コラムを読む、暮らしのなかで相手の話を聞く。そのときに「どこが大事なポイントかな」「短く言ったら何かな」という視点は、理解の要《かなめ》となります。

新聞や本を読んでも、その内容を的確に話すことができるようになります。質問されても、肝心《かんじん》なところを押さえていますから、答えることができる。楽しい関係が築けるでしょう。

さて、こういうことを感じたことはありませんか？　かすかな知らせ。隙間《すきま》風みたいにふっと吹き込む不安。あ、あれでよかったのかな。何も問題ないと自信を持っていたのに、何かが射し込んできます。

結果からいうと、こういうときはだいたい、その不安、危惧《きぐ》は的中しています。きわめてデリケートな、微細な何かを見落としていたのですね。

ここまで要約するレッスンで鍛えてきましたが、最後にこの微妙なケースを取り上げてみたいと思います。次にあげる短文を読んでもらって、「何を言っていましたか？」と聞くと、なぜかほとんどの人が間違えます。

表現はとてもやさしい。平明です。ただ、見えにくいところを見なければ、正解がつかめない。そういう文章です。

試験するわけじゃないですが、ぜひ40字に要約してみてください。

論文のタイトルは「教育と飼育」としておきましょう。村井実著『子どもの再発見』（小学館創造選書、１９８２）からの引用です。

第5問　教育と飼育

「教育」が「飼育」になる。――それはいったいどういうことでしょうか。

私たちは、「教育」と「飼育」と、この二つのものの論理的な違いをはっきり見分けるだけの目を持たなくてはなりません。

どちらも相手を「善《よ》く」しようという意図から出ていることには違いありません。また、人間を相手とする「教育」の手つづきと、牛や馬を相手とする「飼育」の手つづきとは、見た目にはほとんど大きな違いはないかもしれません。しかし、それにもかかわらず、私は、この二つは、ことがらの論理上で、はっきりと区別されなければならないと思うのです。

牛や馬を相手に飼育するばあいを考えてみて下さい。まず牛や馬の子どもを囲って、すくすくと元気に育つように世話をします。多分その間に、跳《と》んだりはねたりして遊ばせながら、この牛は肉牛むき、この馬は競走馬むきなどの見当をつけます。そうして、それぞれの個性を存分に伸ばすことができるように、そしてそれぞれがすぐれた肉牛や競走馬になるように、そろそろこういう餌《えさ》を食べさせようとか、こういう運動をさせようとか、一日一日を計画的に生活させてやるわけです。こうして、牛や馬の方では、べつに自分が肉牛になりたいとか、競走馬になりたいとか思ったわけでもないのに、元気に、楽しく、一生懸命に生きている間に、まんまと美味しい松坂牛や競走馬に仕立てられているという結果になります。もちろん、こうしたプロセスが、一斉に、一様に、すべての牛や馬についてうまくいけばいくほど、飼育は大成功であり、りっぱな飼育といわれるわけです。

この「飼育」の仕事は、私たちの「教育」の仕事と、どこでちがうのでしょうか。

細部を見逃さない

この文章は15年ほど前に、ある短大の入試の小論文問題に出たことがあります。よくわかる話で内容も面白いですね。

当時、予備校で指導していましたので、これを題材に生徒たちに小論文を書かせてみました。すると、驚いたことに、9割程度の受験生が読み取れないんです。やさしい言葉でやさしく書かれていますが、実はかなり読み取りづらい文章のようです。

まず、この文章の構成を明確にしてみましょうか。第2段落で「教育と飼育の違いを明確にするべきだ」という意見を示しています。そして、第3段落に「たしかに……しかし……」のパターンが出てきます。「たしかに、教育と飼育は似ている。しかし、その違いを明確にするべきだ」と語っていますね。

この文章のキーワードはもちろん、「教育」と「飼育」。では、その意味は何でしょう。まさに、その二つの違いを明確にすべきだというのが、この文章の主張なのですが、では、「教育」と「飼育」はどう違うか。

文章を少し細かく読んでみましょう。

「牛や馬を相手に飼育するばあい……跳んだりはねたりして遊ばせながら、この牛は肉牛むき、この馬は競走馬むきなどの見当をつけます。そうして、それぞれの個性を存分に伸ばすことができるように、そしてそれぞれがすぐれた肉牛や競走馬になるように、そろそろこういう餌を食べさせようとか、こういう運動をさせようとか、一日一日を計画的に生活させてやるわけです」とあります。

つまり、牛や馬の個性を見きわめながら育てていくのが飼育だといっています。

そのあとの、「こうして、牛や馬の方では、べつに自分が肉牛になりたいとか、競走馬になりたいとか思ったわけでもないのに、元気に、楽しく、一生懸命に生きている間に、まんまと美味しい松坂牛や競走馬に仕立てられているという結果になります」という文に注意してください。「なりたいとか思ったわけではないのに」というところに特に注意が必要です。

つまり、**この文章の筆者は、「なりたいと思う」というところに力点を置いているので**す。「生徒がこうしたいと思っていることを育てるのが教育」「なりたいと思っているわけではないのに、一方的に育てるのが飼育」というわけです。

この文章はちゃんとわかるように書かれています。ただ、うっかりものはそれに気づかない。「べつに自分が肉牛になりたいとか、競走馬になりたいとか思ったわけではないのに」というところに気づくか気づかないかに、読み取りのポイントがあります。

飼育というのは自分で「そうなりたい」と思ったわけではないのにされてしまう。「仕立て上げられる」ことと「自分で望んでやる自主性」。

この対比が隠されてたんですね。

教育は自分が望んでやるべきである。自主性が重視されるべきであると暗に言っているんですね。いまの教育は「仕立て上げてるではないか」と。「自主性が大事なんだよ」という論旨です。

たしかに、フィギュアスケートの羽《は》生《にゅう》結弦《ゆづる》くんも、将棋の藤井《ふじい》聡太《そうた》くんも、「スケート向き」「将棋向き」と見当をつけられたわけではなく、自分でやりたくてやっているのです。強くなりたくてトレーニングに励んでいるのです。

うっかりすると見逃すとは、こういうことを言います。キーポイントに気づくか、気づかないか。なんてデリケートなんでしょうか。

この問題文を読んで小論文を書かせると、ちょっとできる子は、「もっと個性を大事にすべきだ」と書いてきます。でも、問題文には、飼育も個性を重視してると書いてあるんですよ。この馬は~向きだと。「肉牛むき」と「競走馬むき」という個性はちゃんと見ると。ただ、「自主性はまったくないんだ」と反語で書いてあるのです。

これは、けっこういい問題だと思います。こういう要約に取り組んでおくと、そう簡単には騙《だま》されないというご利益がありますね。ポイントをつかむ力が鍛えられる。

要約を考えるのは、すごく大事なんだということだと思います。

これをきっかけにスイッチを入れて、人の言っていること、文章で語られていること、すべてひっくるめて「世の中、自分の言葉で言い換えたらどうなるか」「一言で言い直してみよう」という習慣ができるといいですね。

著者略歴

一九五一年、大分県に生まれる。早稲田大学第一文学部卒業後、立教大学大学院博士課程満期退学。フランス文学、アフリカ文学の翻訳家として活動するかたわら、受験小論文指導の第一人者として活躍。多摩大学名誉教授、東進ハイスクール客員講師。通信添削による作文・小論文の専門塾「白藍塾」塾長。

著書には二五〇万部の大ベストセラーとなった『頭がいい人、悪い人の話し方』（PHP新書）をはじめ、『65歳　何もしない勇気』（幻冬舎）、『読んだつもりで終わらせない名著の読書術』（KADOKAWA）、『頭のいい人は「答え方」で得をする』（だいわ文庫）などがある。

65歳《さい》から頭《あたま》がよくなる言葉《ことば》習慣《しゅうかん》

——楽々《らくらく》の「メモる・言《い》い換《か》え・要約《ようやく》」のすすめ

二〇一八年一〇月一一日　第一刷発行

著者　樋口裕一《ひぐちゆういち》

発行者　古屋信吾

発行所　株式会社さくら舎　http://www.sakurasha.com

東京都千代田区富士見一-二-一一　〒一〇二-〇〇七一

電話　営業　〇三-五二一一-六五三三　FAX　〇三-五二一一-六四八一

編集　〇三-五二一一-六四八〇　振替　〇〇一九〇-八-四〇二〇六〇

装丁　石間　淳

イラスト　江口修平

印刷・製本　中央精版印刷株式会社

ISBN978-4-86581-167-4